Bibliothèque historique de la France Médicale

Le Culte d'Esculape

DANS

l'Afrique Romaine

PAR

Le Docteur Raymond NEVEU

DE LA SOCIÉTÉ FRANÇAISE D'HISTOIRE DE LA MÉDECINE

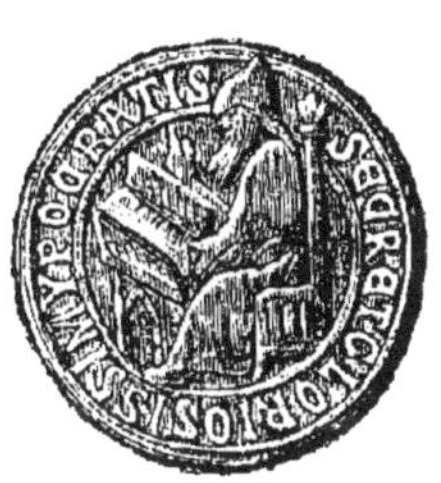

PARIS
HONORÉ CHAMPION
5, QUAI MALAQUAIS, 5

1910

N° 22

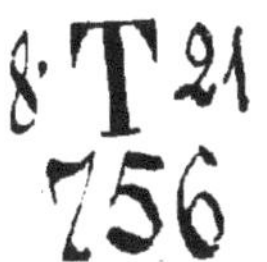

Bibliothèque historique de la France Médicale

Le Culte d'Esculape

DANS

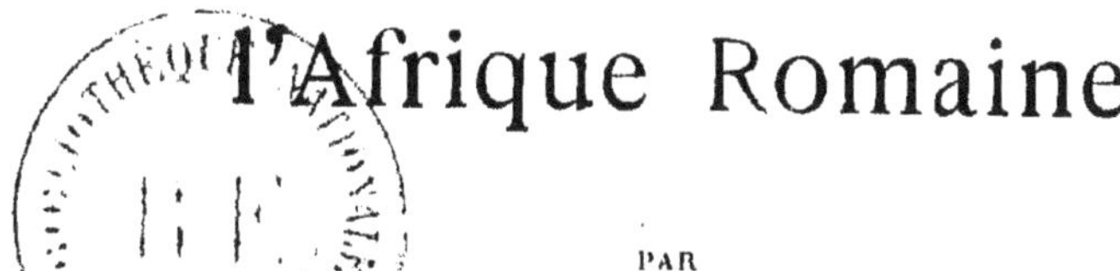

l'Afrique Romaine

PAR

Le Docteur Raymond **NEVEU**

DE LA SOCIÉTÉ FRANÇAISE D'HISTOIRE DE LA MÉDECINE

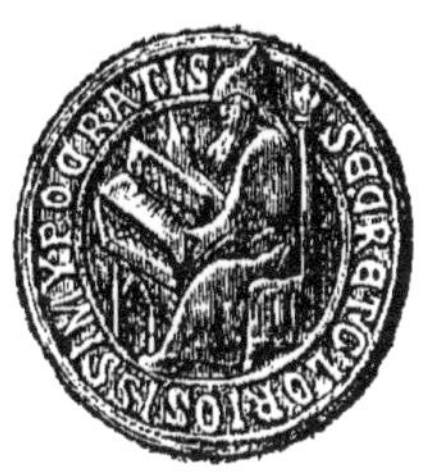

PARIS
HONORÉ CHAMPION
5, QUAI MALAQUAIS, 5

1910

N° 22

Préface

En publiant ce petit travail sur le culte d'Esculape dans l'Afrique Romaine nous n'avons pas la prétention de faire œuvre d'érudition.

Tous les documents ont été puisés dans les savants ouvrages de nos archéologues, dans l'admirable Corpus *de Wellmann, édité à Berlin, ou pris sur place lors de plusieurs voyages en Algérie.*

Nous voulons simplement contribuer dans nos modestes moyens à l'histoire de ce beau pays que les Anciens n'ont pas méconnu et que beaucoup de Français ignorent.

Il nous est particulièrement agréable de remercier M. Ballu, l'éminent architecte en chef des monuments historiques de l'Algérie ; M. Rottier, le savant directeur des fouilles de Timgad, dont l'amabilité égale l'érudition ; M. Louis Bertrand, le distingué conservateur du musée de Philippeville, et le R. P. Delattre, dont le nom est à jamais attaché à l'histoire de Carthage.

Que notre ami M. Schwartz reçoive nos remerciements bien sincères pour nous avoir aidé dans nos recherches.

Docteur Raymond Neveu.

Clamart, mai 1910.

ÆSCULAPIUS — HYGIEIA

SALUS

Æsculapius Hygieia, Salus.

Fils d'Apollon et de Coronis, Esculape est le dieu chéri de la légende grecque.

Selon les uns, abandonné par sa mère, il eut longtemps pour seuls compagnons une chèvre qui le nourrit, et un chien de berger qui le garda.

Selon les autres, sa mère étant morte en pleine grossesse, il fut sauvé par une véritable césarienne que pratiqua Apollon.

Toutes les légendes sont d'accord pour convenir que son père le confia au centaure Chiron, qui lui enseigna la médecine.

Esculape devint si habile dans son art que non seulement il guérit les malades, mais ressuscita les morts.

Pluton en fut tellement jaloux qu'il supplia Jupiter de le foudroyer.

Son culte vit le jour dans un petit coin des montagnes de Thessalie, à Tricca. Strabon (1) nous apprend du reste qu'il y avait là un temple et des asiles pour les malades.

De Tricca le culte passa bientôt à Gérénia en Messénie, d'où il se répandit dans toute la Grèce. Le Péloponèse fut particulièrement favorisé.

Epidaure fut un centre d'irradiation intense. C'est d'Epidaure que son culte fut transporté en Asie-Mineure à Pergame et à Smyrne. C'est d'Epidaure aussi qu'il

(1) Strabon, IX, p. 437.

péuétra dans l'île de Crète, en Cilicie et dans la Cyrénaïque.

Rome connut tardivement Esculape vers l'an 291 avant notre ère. Il fallut d'ailleurs pour cela une cause grave. La peste ravageait la campagne romaine, le Sénat envoya une ambassade à Epidaure pour supplier le dieu de la médecine d'arrêter le terrible fléau. L'année suivante, elle rapporta un serpent de l'Asclepeia, qui, selon l'histoire, s'enfuit du navire, nagea dans le Tibre et gagna l'île sacrée où il se cacha. C'est là que les Romains décidèrent d'élever un temple, et l'île fut toute entière consacrée au nouveau culte.

De Rome en Afrique, il n'y avait qu'un pas. Les soldats et les colons emmenèrent avec eux la religion de leur dieu et lui élevèrent un peu partout des temples dignes de lui.

L'emplacement était une chose capitale, les anciens y apportèrent tous leurs soins, et, surtout, leur grande connaissance de l'âme humaine. Ils ne construisirent pas ces sanctuaires n'importe où, au hasard des événements. Ils eurent toujours l'intelligence de choisir un site splendide parlant à l'imagination.

« Ces temples, installés comme de véritables sanatoria, a dit M. le Docteur Courtois-Suffit (1), étaient situés de façon qu'un air salubre et purifiant les parcourût sans cesse. »

Soit, nous ne disons pas le contraire, mais n'était-ce pas aussi et surtout, parce que, du haut des terrasses, la vue s'étendait toujours sur un des plus beaux paysages du monde ?

N'était-ce pas aussi parce que, comme nous l'avons fait remarquer dans une relation de notre voyage à Epidaure, tout portait au recueillement et à la prière.

(1) Dr Courtois-Suffit, *les Temples d'Esculape*.

A Athènes, l'asclepeion, bâti au midi, abrité des vents du nord par l'acropole, dominait la plaine immense qui se perdait là-bas au golfe de Phalère.

A Epidaure, nous avons nous aussi été saisi par le calme reposant du paysage et par les défilés imposants de l'Argolide.

A Carthage, la vue s'étendait merveilleuse sur la ville et sur le port.

A Lambèse le temple était construit sur un des plus beaux versants de l'Aurès dominant tous les autres palais de marbre.

M. le Docteur Courtois-Suffit a dit également que les Asclepeia n'étaient pas de somptueux monuments élevés à grands frais. Il a trouvé les temples petits et simples; or, partout, nous les avons vus immenses et superbes.

Nous nous souvenons nous être promené des heures entières à travers le sanctuaire d'Epidaure, à travers ses thermes et les fameuses hôtelleries d'Antonin. Nous verrons plus loin combien étaient grandioses les temples élevés sur la terre d'Afrique au Dieu de la médecine.

Celui de Lambèse était très riche, flanqué de chapelles sans nombre. Celui de Carthage, au sommet de la colline Saint-Louis, était, au dire d'Appien et de Beulé lui-même, le plus beau des palais de toute la ville.

D'ailleurs il fallait qu'il en fût ainsi pour impressionner la masse des fidèles qui venaient en longues caravanes demander la guérison de leurs maux, ou, tout au moins, un peu d'espoir.

Le chien était un des animaux familiers d'Esculape. Les sanctuaires du dieu, ou du moins un grand nombre, avaient leur chien sacré comme ils avaient leur serpent. Il est vrai que les auteurs ne nous renseignent guère à ce sujet. Pausanias n'en parle pas. Plutarque et Ellien, dans leur description de l'asclepeion d'Athènes, en font mention, mais selon eux ce n'étaient que des chiens de garde n'ayant aucun attribut religieux.

Timothée de Gaza est plus affirmatif, il reconnaît le chien comme un animal sacré, et explique sa présence par son flair indiscutable des épidémies.

« Quand une peste est imminente, dit-il, les chiens, les bœufs, les chèvres et les serpents la pressentent par instinct. »

Pourquoi ne pas expliquer plutôt la présence du chien dans les sanctuaires en rappelant la légende grecque qui veut que ce soit lui qui veilla si longtemps sur le jeune dieu abandonné?

D'ailleurs, la discussion importe peu, ce qu'il y a de certain c'est qu'à Epidaure comme dans beaucoup d'autres asclepeia il y eut toujours des chiens sacrés.

Pour notre part nous nous rappelons avoir vu au musée d'Athènes deux figurines provenant des fouilles de l'asclepeion et représentant les chiens du dieu de la médecine.

En Algérie et en Tunisie nous n'en retrouverons jamais de traces. Là-bas les statues ont toutes à peu près la même pose et ressemblent à la statue d'or de Thrasymède; à celà il n'y a guère d'autres explication que celle-ci : peu à peu, l'importance religieuse du chien s'effaça devant celle du serpent, sans doute parce que, comme l'a fait remarquer M. Salomon-Reinach, les Grecs considérèrent toujours cet animal comme une bête lubrique et impure.

Hygie, la déesse de la santé, n'appartient certes pas aux sphères les plus anciennes de la légende grecque.

C'était, à vrai dire, plusieurs auteurs l'ont fait justement remarquer, la personnification d'une idée abstraite.

La meilleure preuve c'est que le mot d'Hygieia a été bien longtemps employé comme qualificatif. D'ailleurs on le trouve souvent joint aux noms des divinités quelquefois extra-médicales, ainsi que le prouve une monnaie de Métaponte avec la tête de Deméter à côté, l'inscription :

ΥΓΙΕΙΑ

Les plus anciennes traces du culte d'Hygie ont été relevées à Titané près de Sicyone. L'image était alors une simple idole vêtue d'un chiffon de laine blanche, s'il faut en croire Pausanias.

Sous l'archontat d'Astiphylos, vers l'année 420, elle eut le grand honneur de s'installer avec Esculape dans l'Asclepeion d'Athènes au bas de l'acropole :

Τον νάον τοῦ αρχαιου
α φιδρυματος του τε Ασκληπιοῦ
καὶ τῆς Υγιεἰας

Les deux divinités étaient donc mises sur le même pied, et le prêtre s'appelait « prêtre d'Asclepios et d'Hygieia ».

On sait maintenant, grâce aux belles fouilles de M. Cawadias, que sous l'influence d'Athènes son culte fut importé tardivement à Epidaure, vers le IIIe siècle.

Ce qu'on avait pris pour Hygie sur les monnaies était Epioné, la femme d'Esculape.

Au fond, qu'était donc Hygie ?

Les uns, comme Gerhard ou von Sallet, ont voulu démontrer qu'elle était l'épouse d'Esculape parce que après son nom on avait trouvé souvent le mot :

βασιλεια

Les autres, et c'est à cette opinion qu'on se range aujourd'hui, ont vu dans la déesse de la Santé la fille préférée du Dieu de la médecine.

Les statues sont nombreuses, on en rencontre un peu partout.

Lors d'un récent voyage à Venise, nous en avons vu de superbes dans le petit musée archéologique du palais des Doges.

Ce que nous avons pu constater, c'est que, contrairement à Esculape, Hygie revêt selon les pays une figure différente. Tantôt, elle offre un aspect grave, maternel, presque vieillot, tantôt c'est une jeune fille élégante de tournure, assez fine, comme cette belle tête que nous avons admirée au musée de Philippeville.

Evidemment, cette diversité des formes nous montre la place assez vague qu'occupait la déesse dans l'esprit des sculpteurs.

Ils ne savaient peut-être pas au fond ses degrés de parenté avec Asclepios.

Cette mobilité de traits nous explique aussi pourquoi il est difficile de la reconnaître. Ses attributs seuls la désignent.

Tantôt le serpent monte sur l'épaule, entoure le cou et redescend sur la poitrine, comme dans les nombreuses statues trouvées à Epidaure.

Tantôt il s'enroule autour du corps, comme dans les statues qui sont au musée d'Athènes.

Un genre assez rare est celui de Timgad que nous reproduisons plus loin.

Hygie est représentée debout ; la tête, quoique assez jeune, est grave, la main gauche relève un pan de la robe, et la main droite tient le serpent sacré.

Déjà M. Lechat avait signalé deux monnaies de Marc Aurèle et de Lucius Verus portant au revers la déesse dans ce geste rappelant un peu celui d'Aphrodite. Du reste la statue de Timgad est à peu près de la même époque, nous en devons la reproduction à l'extrême obligeance de M. Rottier, le savant conservateur des fouilles, qui a bien voulu la photographier spécialement pour nous.

Le culte d'Hygie pénétra fort probablement à Rome en même temps que celui d'Esculape, vers le troisième siècle. Elle conserva très longtemps encore son nom grec puisqu'en Afrique nous retrouverons de nombreuses stèles portant cette inscription :

HYGIEIA

mais parfois, comme nous le verrons plus tard, elle prit le nom de

VALETUDO

Un mot, qui était très fréquent également dans la province proconsulaire et dans la Maurétanie, était « Salus ».

Gerhard a fait remarquer qu'il ne doit pas être confondu avec Hygieia, car il est d'origine italiote.

La déesse Salus avait son temple à Rome bien avant Asclepios et Hygie.

Il serait intéressant de savoir si les inscriptions trouvées là bas ont la même origine. Pour notre part, nous ne le pensons pas, car partout nous trouverons ce mot allié à celui d'Esculape — nous croyons plutôt que les latins de l'Afrique du nord employèrent indistinctement les mots :

Hygie-Valetudo-Salus pour désigner la même divinité.

Tout le monde sait qu'Esculape et sa compagne étaient les dieux guérisseurs, ce qu'on ignore en général c'est que, dans les dernières heures du paganisme, ils devinrent d'une façon plus large les dieux sauveurs.

Leurs noms furent invoqués souvent en maintes occasions en dehors de toute maladie. Un auteur grec de cette époque ne les a-t-il pas appelés :

« Οι δυο σωτηρες θεοι » « par qui la terre est protégée et sauvée ».

Cela nous explique mieux que tout la rapide diffusion du culte d'Esculape dans l'Afrique romaine. Des divinités aussi généreuses, aussi salutaires, qui protégeaient le monde entier, devaient avoir leur place toute désignée dans les villes de création récente où l'avenir est toujours gros d'inquiétude.

Le peuple reconnaissant et religieux devait leur élever des sanctuaires superbes, dignes d'elles.

Et c'est pourquoi lors de plusieurs voyages en Algérie nous avons retrouvé un peu partout des documents nombreux attestant l'importance des divinités qui nous occupent.

SIMPLE APERÇU D'HISTOIRE

Simple aperçu d'histoire.

Au début de ce travail, il nous a paru intéressant de retracer en quelques mots l'histoire du pays qui nous occupe. Après que Scipion-Emilien eût brûlé Carthage, la République Romaine s'annexa le nord de la Tunisie. Elle en confia la surveillance aux souverains indigènes qui devinrent ses vassaux. Il ne nous appartient pas de rappeler le règne servil de ces roitelets pas plus que l'énergique réaction de Jugurtha, ses campagnes admirables, et son horrible mort dans le Tullianum.

Rome, cependant, ne sut pas profiter de sa conquête. Comme à regret elle se contenta de partager le royaume entre de nouveaux souverains vassaux.

La Maurétanie fut divisée en deux provinces : la Tingitane, qui répondait au Maroc, et la Césarienne, qui comprenait les départements d'Oran, d'Alger et le nord-ouest du département de Constantine.

L'occupation du début fut assez timide et assez restreinte.

Sous Auguste le camp le plus important était Tébessa; plus tard la légion s'installa à Lambèse, aux portes du désert.

Les soldats étaient des volontaires mariés et vivant en dehors des camps (1).

Outre leur solde, qui était assez élevée, les empereurs leur donnaient des terres et même du bétail.

---

(1) Ce fut Septime Sévère qui les y autorisa.

Les fonctionnaires étaient en fort petit nombre, car, selon le mot de monsieur Gsell, « les Romains n'eurent jamais la manie d'administrer ceux qu'ils jugeaient capables de s'administrer eux-mêmes ».

Auprès des camps, des colons et des commerçants s'installèrent, des villes s'élevèrent là où la veille il n'y avait rien, et les soldats furent employés à les construire.

Grâce à une sécurité parfaite et à une irrigation savante, l'Afrique du Nord se développa rapidement.

Bientôt elle devint la plus riche contrée agricole du monde.

De grandes voies sillonnèrent le pays, telle cette route immense qui, venant de Carthage, passait par Constantine, Sétif et la vallée du Chélif.

Fatalement les mœurs et les institutions latines se répandirent vite dans le pays entier.

Sans révolte les cités berbères acceptèrent la conquête, car Rome sut respecter leurs croyances et leurs lois.

Elle imposa simplement sa langue — partout s'ouvrirent des écoles qui devinrent fameuses.

Le culte lui-même se romanisa.

On n'abandonna certes pas les anciennes divinités, mais on ajouta à leur nom l'épithète latine d'Augustus.

Puis, comme nous le verrons par la suite, les soldats apportèrent eux aussi le culte de leurs dieux nationaux.

Nous ne devons donc pas nous étonner de trouver sur la terre d'Afrique les vestiges d'un culte à Esculape, d'autant plus que dans les derniers siècles du paganisme ce culte fit preuve d'une vitalité extraordinaire.

Naturellement Hygie, l'inséparable compagne, participa à tous ses progrès.

En un mot, les indigènes du pays devinrent peu à peu de véritables Latins :

« Car Rome ne fit pas seulement la conquête de leur sol, mais aussi celle de leurs âmes (1). »

---

(1) S. Gsell, *l'Algérie dans l'antiquité.*

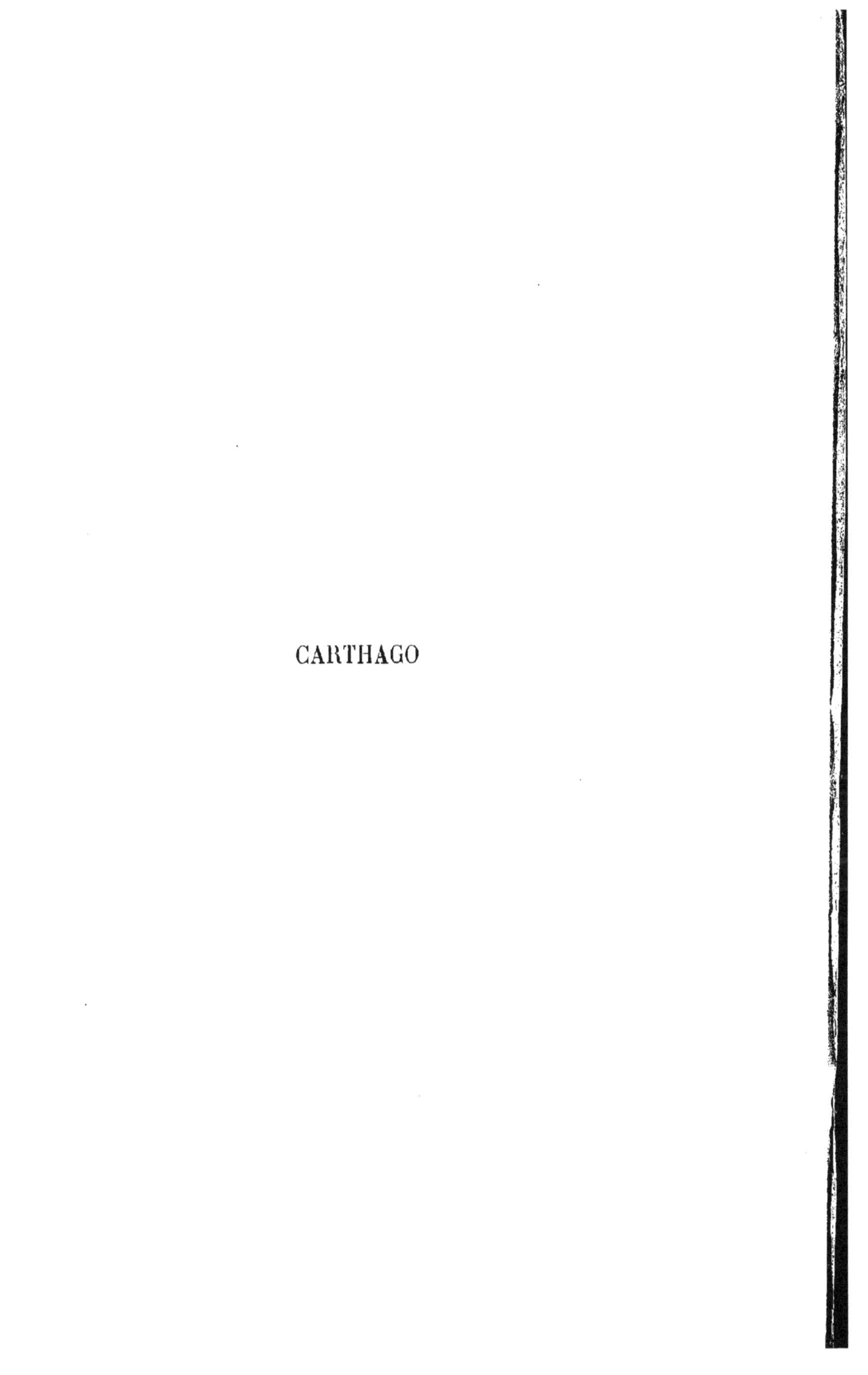

CARTHAGO

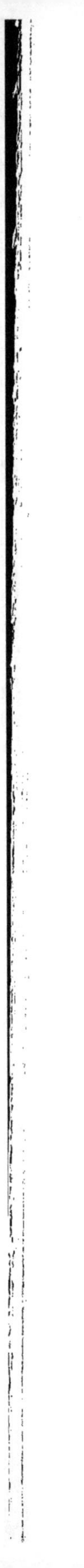

Carthago.

Il ne nous est pas permis dans un cadre aussi restreint de parler de l'époque Cananéenne de la Tunisie pas plus que de l'époque Phénicienne. Nous nous contenterons de dire quelques mots de la Carthage Romaine afin de mieux comprendre par la suite les descriptions des savants comme Beulé ou le R. P. Delattre.

Les documents ne manquent pas : Polybe, Strabon, Appien, Tite-Live parlent, dans leurs ouvrages, de la grande cité maritime avec enthousiasme.

Elle était située au fond d'un golfe sur une presqu'île de 360 stades, enfermée entre la mer et le lac, et rattachée à la terre par un isthme large de 25 stades (1).

L'emplacement était admirablement choisi, les deux ports immenses, d'accès facile, servaient de refuge à tous les navires.

Ces ports d'ailleurs étaient la raison d'être et la gloire de Carthage.

Comme les villes modernes, la ville primitive était assise au pied des collines — Un peu plus loin, en dehors, s'élevait le quartier des nécropoles.

C'est là que les Romains, trouvant davantage d'espace, construisirent leurs grands palais de marbre.

Les Carthaginois, qui étaient des commerçants et des marins, couvrirent de leurs comptoirs le nord de

(1) A peu près une lieue.

l'Afrique, la Sicile, l'Espagne même, et excitèrent bientôt par leur richesse la jalousie de Rome.

La Sicile fut le prétexte du conflit, et la cause de la première guerre Punique.

Tout le monde connaît cette page admirable de l'histoire ; les victoires répétées d'Annibal, puis sa déroute et la terrible défaite à Zama.

La troisième guerre Punique, sous l'instigation de Caton, amena la chute de Carthage après une résistance à jamais célèbre.

La ville entière fut rasée, et les ruines jonchèrent bientôt le sol.

Moins de trente ans après, l'un des Gracques, Caïus, essaya de relever la vieille cité maritime, mais le Sénat s'y opposa.

César, à son tour, conçut le grand projet de restaurer Corinthe et Carthage, mais il mourut avant sous le poignard de Brutus.

Quinze ans plus tard, Octave, le fils adoptif de César, exécuta les dernières volontés de son père, et par les soins d'Auguste la grande injustice de Rome fut réparée.

La Carthage Romaine s'éleva rapidement si l'on en croit Strabon qui déclare « que, dans toute la Libye, il n'y a pas de ville plus peuplée (1) ».

Or, Strabon écrivait cela une trentaine d'années après sa fondation.

Dans cette ville immense, aux monuments merveilleux, le plus beau, le plus célèbre était le temple d'Esculape.

Appien en parle avec admiration.

Dans une page fort intéressante pour nous il raconte comment il fut détruit.

(1) Strabon, livre XVII, ch. III.

« Scipion étant maître de la ville accorda la vie sauve à 50.000 habitants réfugiés dans l'enceinte de Byrsa.

« Neuf cents transfuges Romains, ayant cherché un dernier asile dans le sanctuaire d'Esculape qui se trouvait au-dessus des pentes abruptes, détruisirent l'escalier de soixante marches qui y accédait, et se défendirent héroïquement.

« Enfin, ne pouvant résister plus longtemps, ils mirent le feu à l'édifice et périrent tous au milieu des flammes. »

Ces indications confirmées par Strabon nous montrent que le temple était au sommet de la colline Saint-Louis.

D'ailleurs, Apulée déclare qu'il fut réédifié à la même place.

C'était donc là qu'il fallait faire les recherches. Malheureusement, quand on construisit la chapelle Saint-Louis, en 1841, l'architecte Jourdain se contenta de fouilles légères et superficielles.

Un peu plus tard, Beulé y découvrit un mur de 2 mètres d'épaisseur courant du Sud-Ouest au Nord-Est, et déclara que c'était le péribole du sanctuaire.

Voici, d'ailleurs, l'idée, peut-être un peu exagérée, qu'il s'en faisait :

« L'édifice tout entier était de marbre blanc et d'ordre corinthien. — Les débris de chapiteaux, de pilastres, les rinceaux des frises montrent avec quelle élégance et quelle pureté l'ornementation avait été traitée. Le style me paraît celui des plus beaux jours de l'architecture romaine sous l'empire (1). »

Pour avoir des renseignements plus précis, c'est aux savants ouvrages du R. P. Delattre qu'il faut s'adresser.

Lors de la création du collège Saint-Louis, Monsei-

(1) Beulé, Fouilles, p. 75.

gneur Lavigerie fit supprimer le cimetière chrétien. Cela permit au Père Delattre de trouver ce que Beulé n'avait pu voir.

Selon lui, il y avait seize colonnes, distantes l'une de l'autre de 3 m. 65 d'axe à axe.

La colonnade était parallèle au mur de soutènement et en était éloignée de 2 m. 50 environ.

Elle formait le péristyle du temple et devait se continuer sur trois côtés entourant une area, car ce temple était périptère.

Le marbre était d'origine numidique, les colonnes qui restent ont permis de l'identifier.

« Si l'on établit par la pensée, a dit le R. P. Delattre, cette enfilade de colonnes ayant pour soubassement la série d'absides aujourd'hui déblayées et pour couronnement un riche fronton, cette architecture étagée qui rappelle l'Acropole d'Athènes fera mieux comprendre les textes d'Appien, de Strabon et d'Apulée. »

Il ne nous suffit pas de savoir comment était ce temple, de quel marbre il était construit et quelle était sa position exacte. Nous devons également nous intéresser à ce qu'on retrouva dedans ou dans les environs immédiats. Or, les documents ne sont pas nombreux. Il est même assez bizarre de constater que dans une cité comme Carthage, où le culte du dieu de la médecine était aussi important, on ne retrouve pas ou presque pas de documents.

Les inscriptions y sont rares et les statues manquent totalement. Quelques fragments de marbre trouvés autour du temple rappellent le nom d'Esculape, mais, hélas! ce sont pour la plupart des débris informes, aux lettres à peine visibles et très incomplètes :

aescul API
aesc VLAPIO
ASC LE P ius
ASCLEP (ieum)

La seule inscription digne de quelque intérêt fut trouvée dans le flanc Est de la colline Saint-Louis.

C'est une dalle de marbre blanc à revers brut où sont gravées ces lignes :

CLODIVM A mpl IATVM NAEVIANV. . . . . .
. . . . CV. ET COCCEIO (h) ONORIO C. V. LEG
PRO I. . . . .
. . . . . . O. SVSCEPTVM. Per SACERDOTEM
. . . . . HONORATAM. ITEM. SVSCEPTAM
. . . . . AESCVLAPI. AEDIFIC . . . . . T

Nous sommes donc en présence d'un ex-voto offert au dieu de la Médecine par un légat pro praetore du nom de Cocceius Honorinus.

Selon M. Héron de Villefosse, ce légat était déjà connu par un passage d'Apulée dans les Florides, mais on ignorait son nom de famille Cocceius. Et suivant le R. P. Delattre, le nom incomplet de la première ligne doit être celui de Clodius Ampliatus Naevianus.

En septembre 1889, des Arabes trouvèrent au pied de la colline Saint-Louis un fragment de marbre épais de 3 cm. avec des lettres énormes de 0 m. 10 de haut :

a E S C ulapi

Une autre découverte, assez curieuse pour nous, est une plaque de marbre servant de base à une statuette avec ces mots :

C. TAVROBOLIATVS. D.D

Le R. P. Delattre dans son savant rapport nous apprend que cette statuette a été offerte à Esculape par un personnage qui avait subi le taurobole.

Ceci demande une explication : dans l'antiquité on appelait ainsi la cérémonie par laquelle on se purifiait en immolant un taureau.

Le fidèle se mettait dans une fosse, au-dessus de

laquelle on sacrifiait l'animal. Le personnage purifié recevait le nom de « tauroboliatus » et offrait en souvenir une statuette à son dieu.

C'est du reste le seul document de ce genre que nous ayons dans l'Afrique Romaine.

En résumé, le culte d'Esculape à Carthage était fort important. Son temple était le plus vaste et le plus beau.

On devait venir de loin, en foule, supplier le dieu de la Médecine et demander aux prêtres de vaines promesses.

Du fond de la province proconsulaire, en longues caravanes, les malades venaient à Carthage chercher la guérison de leurs maux.

Entre deux voyages, les matelots, eux aussi, gravissaient la route poudreuse pour obtenir la consolation et l'espoir.

Et bien souvent, comme à Epidaure, ils laissaient en partant un ex-voto ou des statuettes.

Le spectacle devait être merveilleux, unique au monde; et nous ne pouvons guère nous imaginer ce qu'était ce long défilé de pèlerins vêtus de couleurs éclatantes, montant dans la lumière crue du littoral africain la colline que dominaient les grands palais de marbre.

———

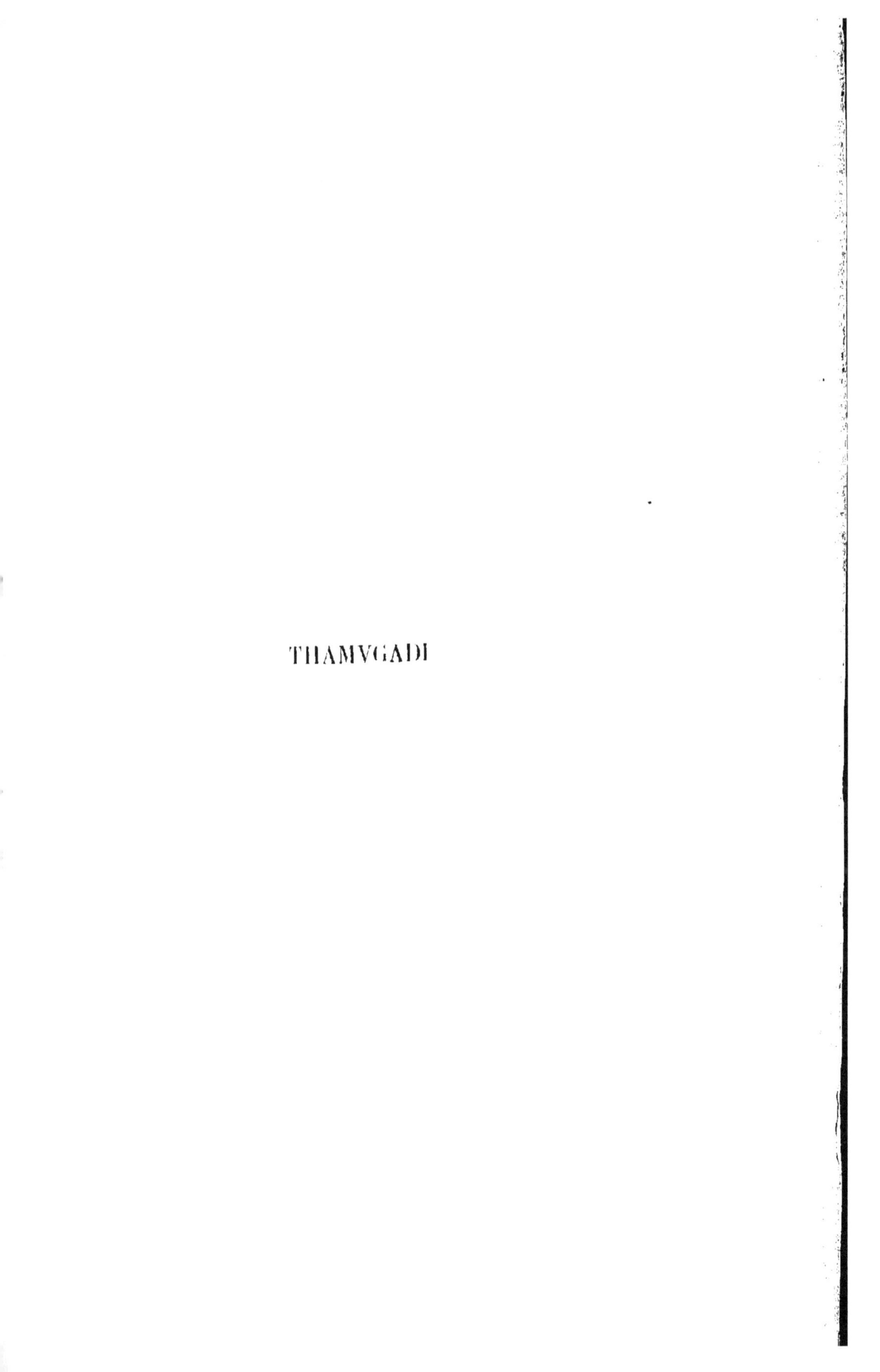

THAMVGADI

Thamvgadi.

Timgad, la ville immense aux palais de marbre, semble ne pas avoir eu, comme sa voisine, de temple dédié à Esculape.

Seules quelques inscriptions et quelques statues nous apprennent que le dieu de la Médecine y était en honneur.

Plusieurs stèles nous montrent que son image ou celle de la déesse Hygie ornaient les murs de bains publics et privés : *at exornationem balnei.*

En effet au nord-est de l'arc de triomphe, Messieurs Renier, De La Mare et le général Creully relevèrent cette inscription sur une pierre ayant 0 m. 82 de long et 0 m. 52 de large :

AESCVLAPIV m
L. ACILIVS
GRANIANVS
LIVLIO IANV
ARIO SOCERO
SVO AT EXOR
NATIONE m
BALINEI
DONO DEDIT (1)

Les statues étaient presque toujours le don d'un généreux habitant.

En 1900, on avait découvert, près des bains de la

(1) Corpus Inscriptionum latinarum : 2340.

maison de Sertius, une inscription à Esculape gravée sur une pierre qui servait de marche d'escalier.

Le 3 juin 1901, on découvrit, tout près de là, un petit monument avec ces mots :

HYGIA AVGVSTAE FAVSTVS ET VALENTINA

Ce qui prouve que Marcus Faustus Sertius, le riche donateur du macellum, et sa femme Sertia Valentina Tucciana n'avaient point oublié dans leurs largesses la déesse de la Santé.

Malheureusement les statues ont presque toutes disparu. Au milieu des ruines on a retrouvé une tête barbue mutilée, d'une hauteur de o m. 37, dont les cheveux et la barbe bouclés semblent désigner Esculape.

Non loin, on trouva un autre fragment de marbre présentant un support où s'enroulait un serpent.

Il existe au musée de Timgad une statue entière d'Esculape. Elle fut trouvée dans la maison de Sertius, la base honorifique est en place.

Il y a également deux statues d'Hygie, l'une complète, l'autre sans la tête.

La première est une statue fort curieuse mesurant 1 m. o5. Elle fut trouvée sur la voie qui bordait à l'Est les grands thermes du Sud (1).

Comme nous le disions, la tête est intacte, ce qui est fort rare dans cette Afrique romaine où les Barbares abîmèrent tout ce qu'ils trouvèrent sur leur route.

La main gauche seule a souffert. La déesse porte un diadème, sa tunique et le pan de sa palla laissent à nu l'épaule, montrant un sein, comme si les vêtements avaient glissé.

L'autre statue ne mesure que o m. 88. La tête a disparu.

La déesse a ici une pose habituelle : son bras droit

(1) Ballu et Cagnat, Timgad, page 256.

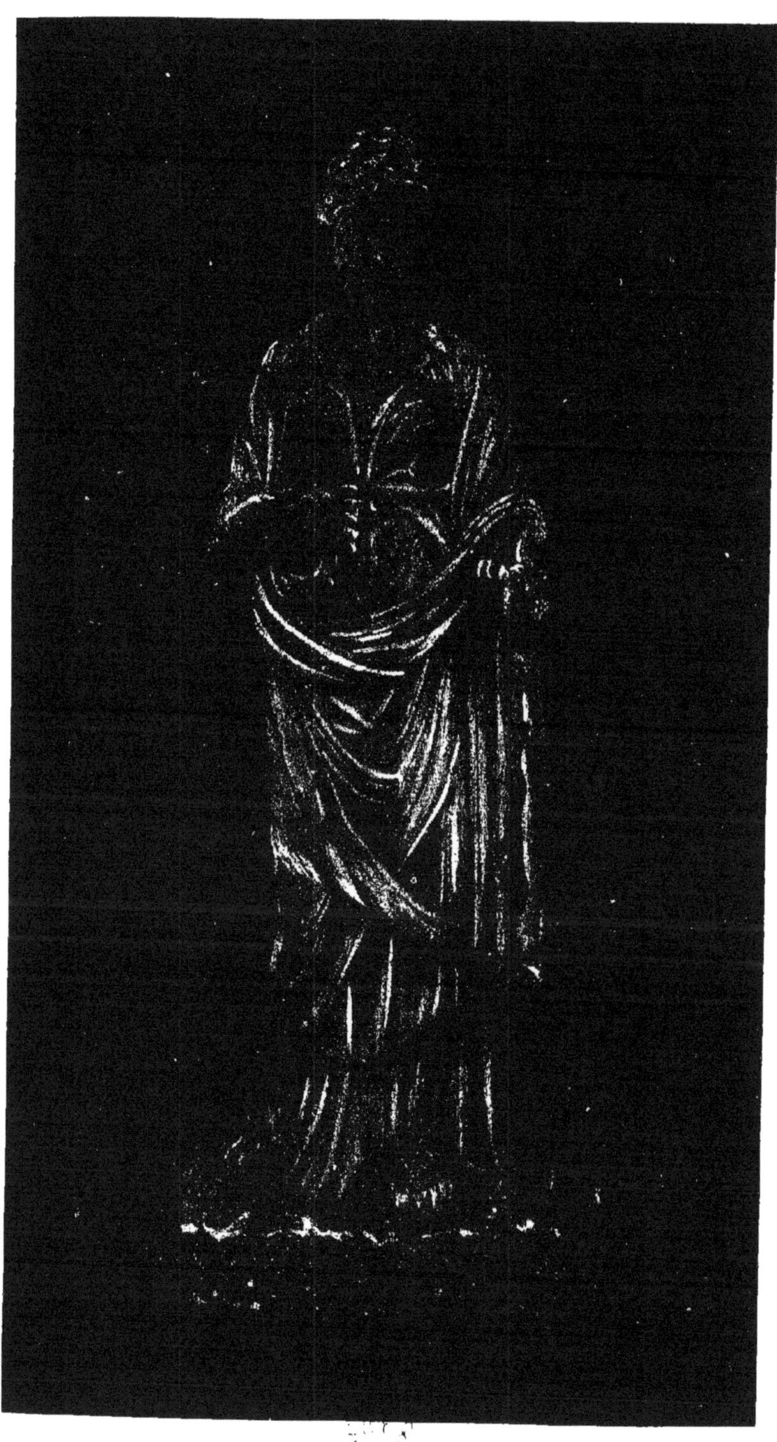

Statue d'Hygie

(Timgad)

est entouré d'un serpent qui va s'abreuver dans une patère tenue de la main gauche.

Il en existe une pareille au palais des Doges, à Venise.

Cette statue a été découverte dans le frigidarium même des thermes.

En terminant cette rapide étude sur le culte d'Esculape à Timgad, il est intéressant de constater combien sont rares les documents dans cette ville immense où nos archéologues travaillent chaque jour.

Il va falloir que nous fassions une trentaine de kilomètresà travers les Hauts Plateaux pour trouver à Lambèse un temple fort curieux.

Peut-être, plus tard, ce qui est peu probable d'ailleurs, nos savants ramèneront-ils au chaud soleil africain quelque temple dédié à Asclepios ou quelque nouvelle statue d'Hygie, éclairant d'un jour nouveau et plus précis encore l'histoire de la médecine.

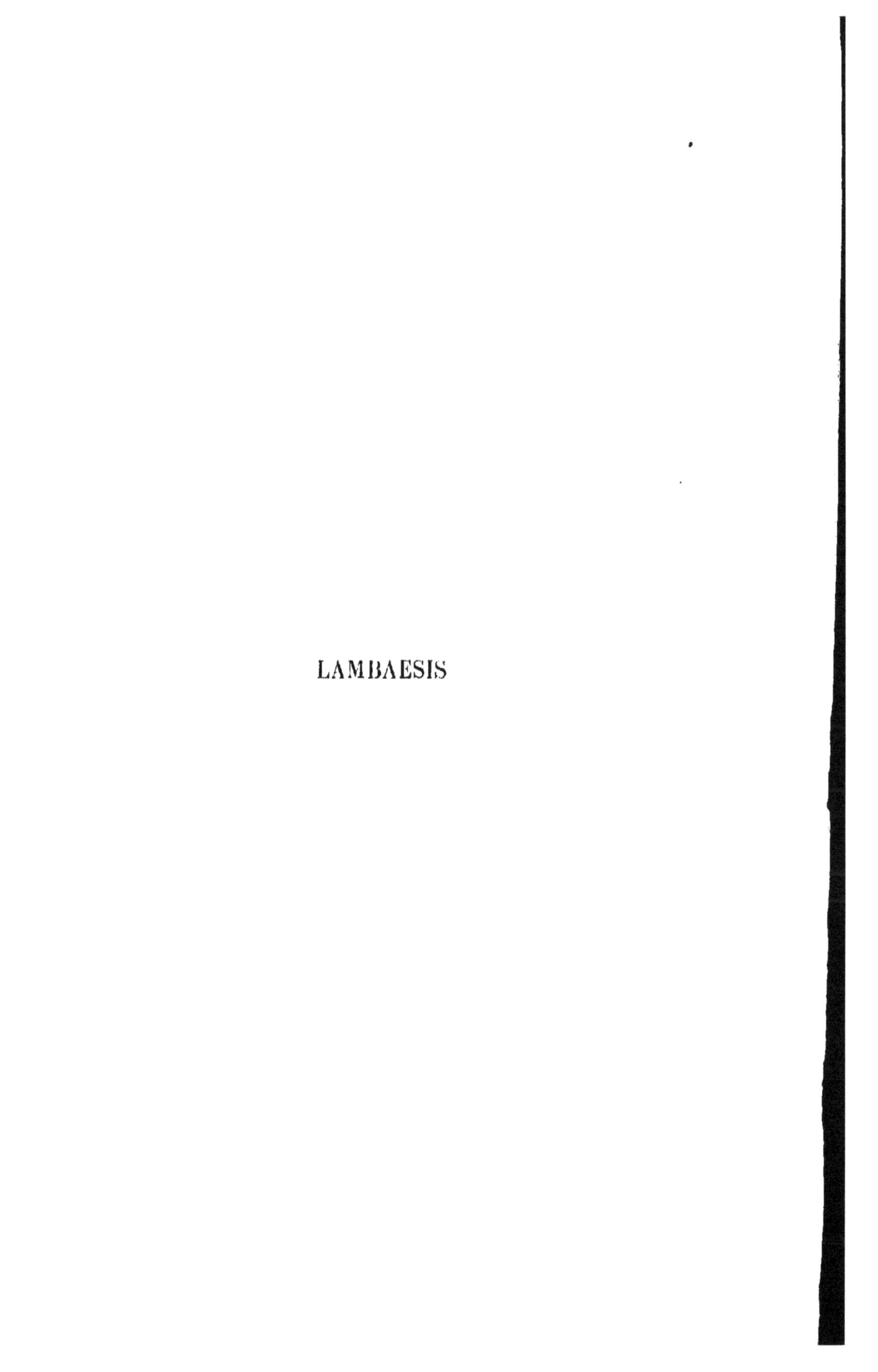

LAMBAESIS

Lambaesis.

Lorsqu'on arrive de Timgad, où tout est fouillé, classé, catalogué avec soin, on est surpris et peiné de se trouver à Lambèse au milieu des ruines éparses, perdues çà et là dans la plaine aride, autour du pénitencier.

Et vraiment, on a beaucoup de mal à s'imaginer la ville militaire immense qu'elle était. L'opuscule fort intéressant de M. Cagnat guide bien les pas hésitants du touriste, mais on se reconnaît difficilement dans un terrain aussi vaste, au milieu de ruines aussi distantes.

Et puis, combien la nature s'est montrée féroce envers ces monuments superbes dont les Arabes, et aussi les Français de la première occupation ont achevé l'œuvre dévastatrice.

Nos savants ont le grand désir d'arracher au sol mystérieux ses secrets les plus intimes, malheureusement ce sol ne leur appartient pas, et, depuis de longues années, ils se heurtent à des difficultés matérielles, insurmontables.... pour le moment du moins.

Le temple d'Esculape, par exemple, le seul qui nous intéresse ici, perdu là-haut, dans la partie la plus élevée de la ville, d'où la vue s'étend sur un des plus beaux versants de l'Aurès, n'est plus qu'une ruine lamentable auprès de ce qu'il était avant 1848, lors des voyages de Peysonnel, de de La Mare et de Guyon.

Heureusement que dans leurs ouvrages nous trouvons des détails minutieux, peut-être pas toujours très exacts, mais cependant fort utiles pour nous.

Voici par exemple ce que dit le commandant de la Mare :

« On voit aussi les ruines d'un temple consacré à Esculape. Bruce n'en parle pas. Schaw copie Peysonnel et altère encore l'inscription du fronton mal rendue par ce dernier.

« Enfin Peysonnel voit ici six colonnes cannelées d'ordre ionique élevées de 20 pieds, il n'y a cependant que quatre colonnes doriques hautes de 3 m. 70, fûts et chapiteaux compris....

« Il ne reste plus malheureusement de ce temple que les quatre colonnes de la façade, surmontées de leur entablement, et il faudrait des fouilles derrière cette façade pour découvrir le plan de ce petit édifice. La frise de la façade est occupée par cette inscription :

AESCVLAPIO ET SALVTI

IMP. CAES. M. AVRELIVS. ANTONINVS. AVG.
PONT. MAX. ET

IMP. CAES. L. AVRELIVS. VERVS. AVGVSTVS

« Ce temple fut donc construit par les ordres de Marc-Aurèle et de Lucius Verus à Esculape et à la Santé. »

Le major Guyon, dans son livre intitulé *D'Alger aux Zibans*, parle du temple en ces termes :

« Le temple d'Esculape est situé dans la partie la plus élevée de la ville, sur la droite en venant de la basse ville et son entrée s'ouvre à l'Est-Sud-Est...

« Cet édifice est à peu près carré, la longueur de la façade est de 6 mètres 75 et celle des côtés 7 mètres.

« L'entrée est ornée de quatre colonnes cannelées dont la hauteur est de $3^{m},68$ et la circonférence de $1^{m},18$.

« Quatre pierres dont l'une est fracturée obliquement forment le frontispice sur lequel on lit l'inscription.

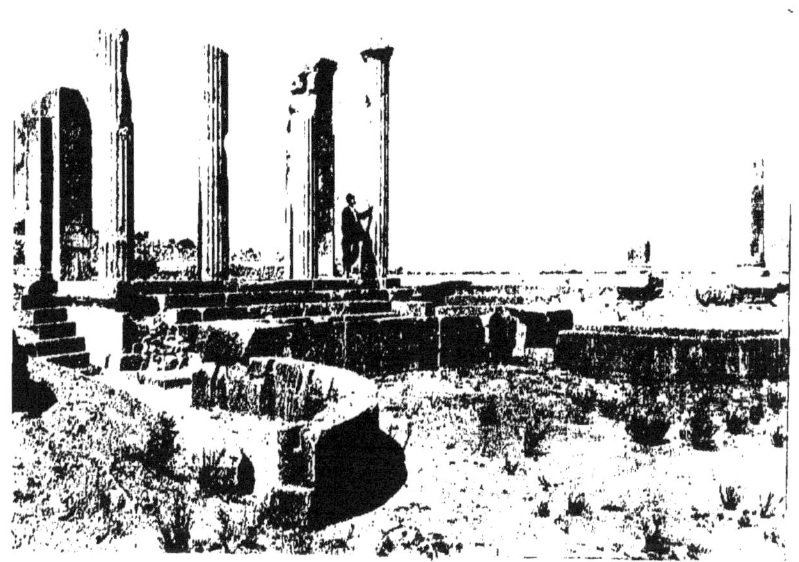

Temple d'Esculape

(Lambèse)

(Cliché Neurdein)

« Des fouilles faites ont amené des résultats importants :

« 1° Un escalier de six marches de marbre blanc ;

« 2° Une mosaïque dans son intégrité ayant quatre mètres de long sur trois de large. Elle représente des fleurs avec :

BONVS INTRA
MELIOR EXI

le fond est blanc et les lettres sont bleuâtres.

« 3° Deux statues d'une beauté remarquable (?) en marbre blanc. L'une, Esculape, mesure six pieds, elle est intacte. L'autre est celle d'Hygie, son bras est entouré d'un serpent, la tête manque. »

Ces deux statues sont maintenant au petit musée de Lambèse. Elle ne sont d'ailleurs pas aussi jolies que Guyon le prétend.

Le 5 janvier 1851, Renier, dans son premier rapport au ministre, s'exprimait en ces termes :

« Ce que Peysonnel a dit de cet édifice ne peut en donner que l'idée la plus fausse ; déjà dans un mémoire rédigé avant notre départ de Paris, monsieur le commandant de La Mare avait signalé les singulières inexactitudes de la relation de ce voyageur. Depuis, monsieur le colonel Carbuccia a fait faire sur l'emplacement du temple des fouilles considérables.

« Les quatre colonnes qui seules étaient visibles avant les fouilles ne soutenaient que le fronton de la cella.

« En avant s'étendait une cour de 60 mètres de longueur bordée au nord et au sud de petites chapelles auxquelles on montait ainsi qu'à la cella par un certain nombre de marches. Ces chapelles étaient consacrées à des divinités parèdres :

« Jupiter depulsor — Apollon — Mercure — Hygie (1). »

(1) Rapport Rénier 1851, *Archives des missions*, 4e cahier.

Malheureusement, les travaux, commencés en 1847 ébranlèrent sans doute le sol, le 2 décembre 1852 un tremblement de terre fit le reste, et les colonnes s'écroulèrent...

Bref, dans l'état actuel de nos connaissances, avec les documents des premiers voyageurs et les fouilles récentes de nos archéologues, voici ce qu'était le temple d'Esculape.

Le bâtiment principal avait la forme d'un hémicycle ; c'est au milieu que s'élevait le front du temple, composé des quatre colonnes doriques dont parlent Peysonnel et Rénier.

A ce sujet d'ailleurs, remarquons en passant avec M. Gsell (1) que cet ordre a été rarement employé en Afrique, où presque toujours on préférait le corinthien.

A l'intérieur de la cella, derrière l'hémicycle, était une abside où se trouvaient les statues d'Esculape et d'Hygie, qui sont maintenant au petit musée de Lambèse.

La salle était pavée en rouge et les murs étaient revêtus de marbre rouge veiné de blanc.

Les inscriptions, comme nous le verrons plus tard, nous apprennent qu'il fut construit par la troisième légion Augusta sous Marc-Aurèle et Lucius Verus. Car, ainsi que l'a dit M. Cagnat (2) :

« Les grands dieux du panthéon Romain n'étaient pas exclus du culte officiel des armées. »

Une belle avenue accédait au sanctuaire, elle était bordée d'une longue suite de chapelles qui furent construites les unes après les autres par les légats, en l'honneur de leurs dieux nationaux.

Elles datent presque toutes du début du IIIe siècle.

Ces chapelles se composaient d'une petite salle rec-

(1) S. Gsell, Monuments antiques de l'Algérie, p. 141.
(2) Cagnat, Armée Romaine, p. 423.

tangulaire terminée par une abside, où se trouvait sans doute la statue de la divinité.

Sur un seuil on pouvait lire cette inscription fameuse :

BONVS INTRA

MELIOR EXI

Toutes étaient précédées d'un escalier, et quelques-unes d'un portique.

Les inscriptions trouvées à Lambèse sont assez rares, nous les citerons toutes :

Sur la frise du sanctuaire principal on pouvait lire il y a quelques années encore :

AESCVLAPIO ET SALVTI

IMP. CAES. M. AVRELIVS ANTONINVS AVG. PONT MAX. ET

IMP. CAES. L. AVRELIVS VERVS AVGVSTVS

par la suite on retrouva sur une pierre cintrée à gauche du sanctuaire ces simples mots :

IOVI VALENTI HASAEDES

et à droite sur trois pierres cintrées :

SILVANO

PER LEG. III AVG. FECERVNT

Selon Renier (1), ces trois inscriptions n'en font qu'une et voici la reconstitution qu'il en donne :

Iovi Valenti Aesculapio et Saluti Silvano Imp(erator) Caes(ar) M(arcus) Aurelius Antoninus Aug(ustus) pontifex max(imus) et imp(erator) Caesar L(ucius) Aurelius verus augustus has aedes per leg(ionem) tertiam Aug(ustam) fecerunt.

Dans le temple on trouva également un dé d'autel

1) Renier, ouvrage cité, p. 28.

mesurant 1 mètre 47 sur 0 mètre 85, portant cette inscription fort curieuse :

AESCVLAPIO E
HYGIAE
M AVR COMI
NIVS CASSIANV
V C LEG AVGG (1)
PR PR
COS DESIG (2)

dont la reconstitution semble être celle-ci :

Aesculapio e(t) Hygiae M(arcus) Aur(elius) Cominius Cassianu(s) v(ir) c(larissimus) Leg(atus) Aug(ustorum) duorum p(ro) pr(aetore) co(n) sul) desig(natus)

Au début de ce travail, nous disions qu'on a trouvé souvent, entre autres à Timgad, des statues d'Esculape et même d'Hygie dans les établissements thermaux, tant il est vrai que les Romains considéraient les bains comme une chose hygiénique indispensable à la santé; or, à Lambèse, on a découvert, dans un endroit qu'on considère comme les bains de la IIIe légion, cette inscription : bien conservée :

AESCVLAPIO
SANCTO
M. PORCIVS
IVSTVS
PRAEF. CAS
LEG. III. AVG
D. D. (3)

Remarquons en passant que le nom de la troisième légion n'a pas été martelé, ce qui est assez rare.

(1) Le deuxième G a été martelé.
(2) Corpus inscriptionum latinarum 2589.
(3) Corpus inscriptionum latinarum 2587.

Plus loin, à 500 m. environ de ces thermes, on trouva sur un dé d'autel, long de 0 m. 70 et large de 0 m. 37, cette inscription fort bien conservée également : la hauteur des lettres varie de 0 m. 04 à 0 m. 03.

I.O.M. DOLIC
AESCVLAPIO
YGIAE. CETE
RISQ. DIIS
IMMORT. T. FL
MAXIMVS. EX
PRAET. P.P. PRAEF
AVG. SEVERI
CVM ANTONIA AN
TONNA. CONIV
GE. V. S. (1).

Ici les premiers mots de la huitième ligne, désignant la troisième légion, ont été effacés.

Rénier (2), dans son savant ouvrage, a fait de ce document la reconstitution suivante :

I(ovi) o(ptimo) M(aximo) Dolic(heno) Æsculapio Ygiae, ceterisq(ue) diis immort(alibus) T(itus))Fl(avis) maximus ex centurione praet(orianorum) pr(imo) p(ilus) praef(ectus) *legionis tertiae* Aug(ustae) Severi(anæ) cum Antonia Antonina conjuge v(otum) s(olvit).

Le temple d'Esculape, nous l'avons vu, était flanqué d'une série de petits autels qui étaient dédiés soit à Esculape et à Hygie ainsi que le témoigne cette inscription :

AESCV
LAPIO ET
HYGIAE

---

(1) Corpus inscriptionum latinarum 2624.
(2) Renier. Inscriptions romaines de l'Algérie, 145.

DIS BONIS
SACRVM
PELVS (1)

soit à d'autres dieux comme Jupiter, Neptune, Minerve, et même des divinités purement régionales comme celle des « aquae Sinuessanæ » dont un légat de la troisième légion apporta le culte à Lambèse

aquis sin VESSANIS. OB
L. T CAVNIVS PRIS cus
leg. aug.pr. PR. COS. DES, CVM Vera
uxore et fir MINO ET PRISCA FILIIS (2)

Nous ne devons pas nous étonner de voir près du temple d'Asclepios s'élever un autel aux sources de Sinuessane : l'eau pure ne fait-elle pas toujours partie de la médecine ?

Après avoir vu ce qu'était le temple il nous est permis de nous demander ce que les malades venaient solliciter d'Esculape. Il est évident qu'à Lambèse comme à Epidaure (3) les gens venaient en foule non seulement consulter les oracles, mais aussi demander la guérison de leurs maux.

Les prêtres ne devaient pas se contenter de leur donner des conseils, mais ils leur instituaient aussi de véritables traitements.

Parmi ces traitements, l'hydrothérapie était certainement au premier rang.

Rénier a retrouvé, en effet, autour de l'édifice, des piscines pavées en mosaïques, des baignoires en ciment, des vestiges d'hypocaustes, et toute une canalisation d'eau.

Tout cela, d'ailleurs, se distingue à peine aujourd'hui.

---

(1) Corpus inscriptionum latinarum 2590.
(2) Corpus inscriptionum latinarum 2583, voir également Rénier 55, et 1402.
(3) R. Neveu, Notes sur la médecine grecque dans l'antiquité.

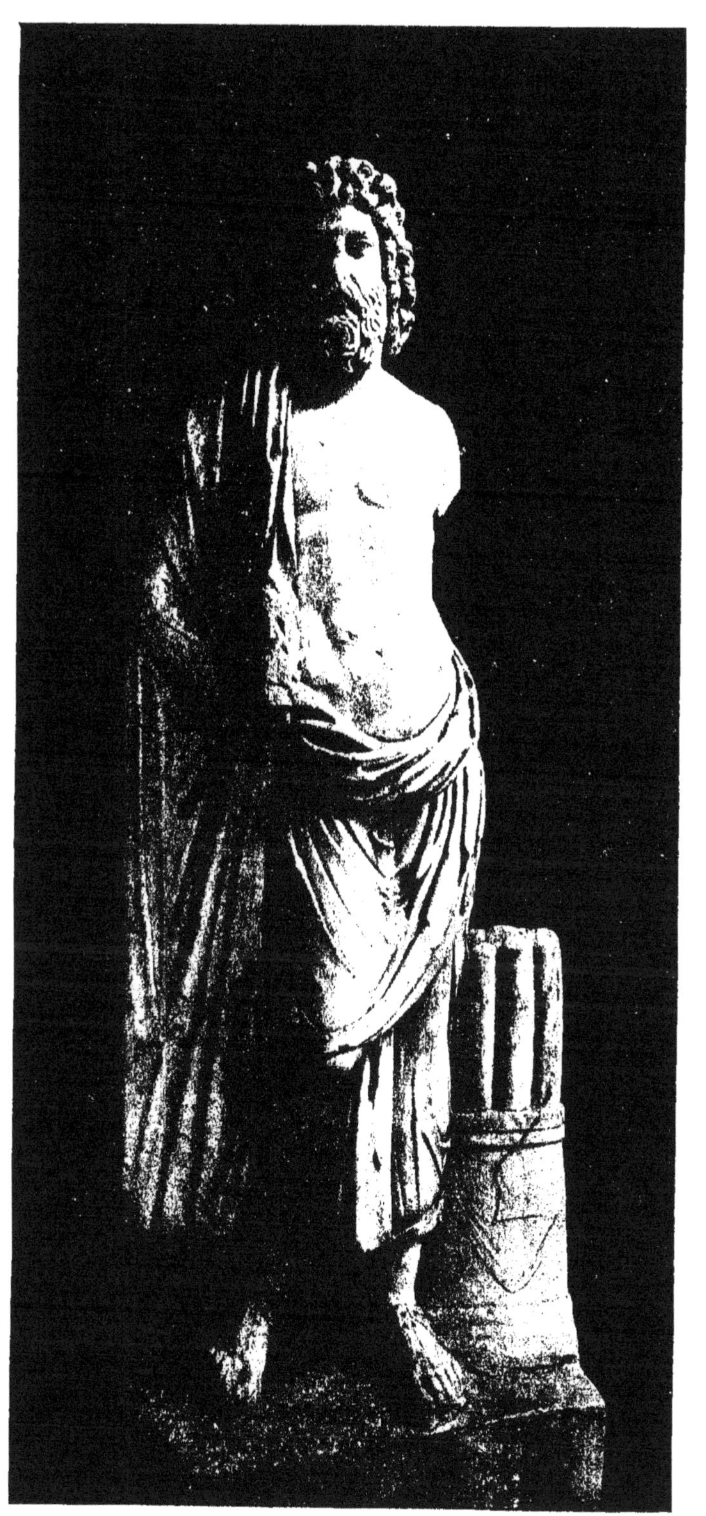

Statue d'Esculape

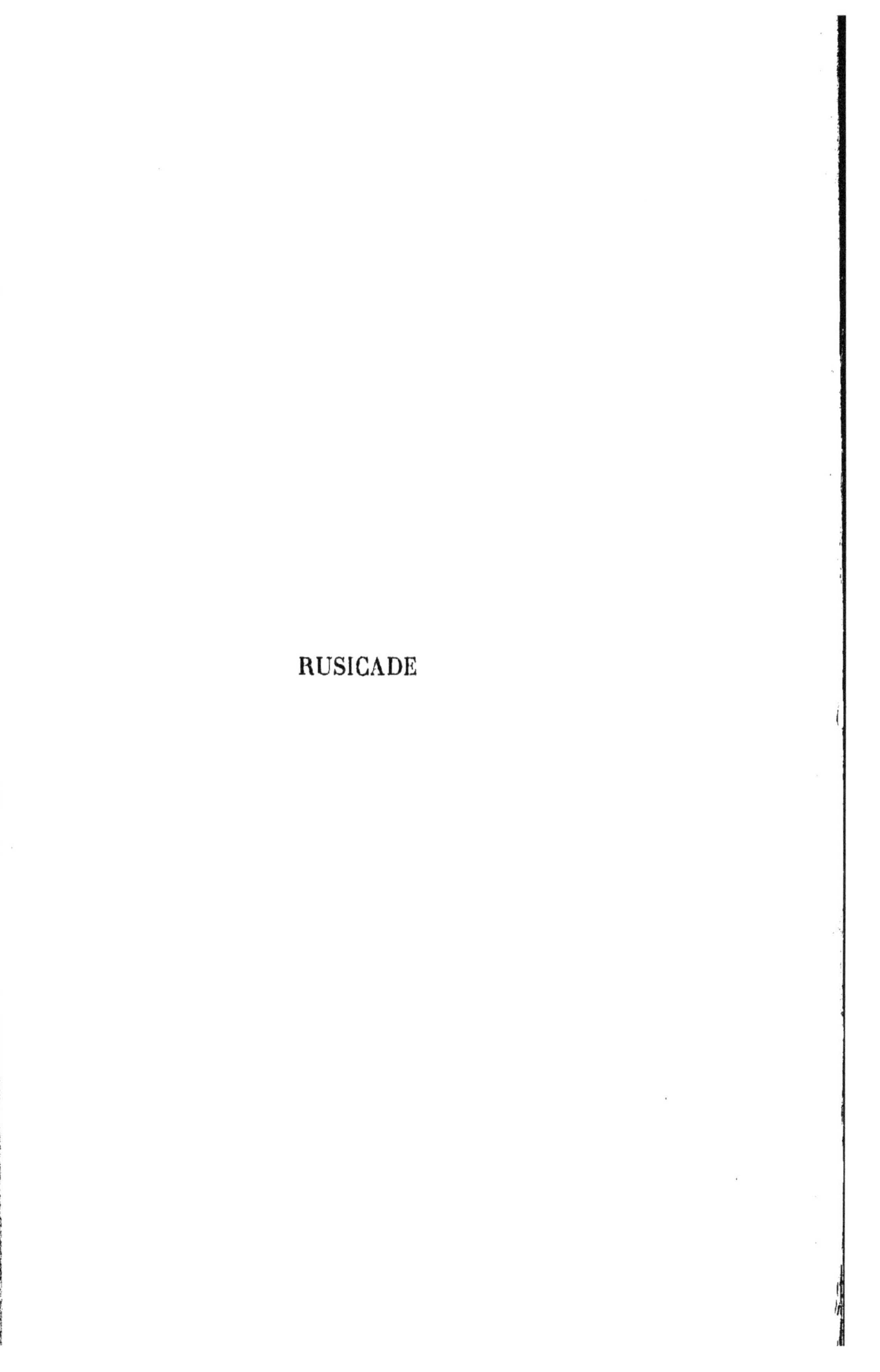

RUSICADE

Rvsicade

Philippeville était, à l'époque romaine, une ville très florissante qu'on trouve mentionnée dans tous les auteurs.

Elle occupait exactement l'emplacement de la cité moderne. Partout on a retrouvé des substructions, des linteaux, des poteries attestant la grandeur de l'antique Rusicade.

Au nord, elle était bordée par la mer, à l'ouest par la crête du Bou-Yala, au sud par la plaine immense avec ses nécropoles, à l'est par le mont Skikda et son contrefort.

Les Français de la première heure ont malheureusement tout détruit, surtout lorsqu'ils ont bâti les grands immeubles de la rue du Ravin et de la rue Nationale.

Le théâtre qu'on peut admirer encore aujourd'hui pouvait contenir plus de six mille spectateurs.

Tout le long de la voie romaine de Rusicade à Stora, comme au bord de la mer ou sur les hauteurs, les villas s'étageaient nombreuses et superbes.

Car, ainsi que nous l'écrivait monsieur Louis Bertrand « Si Rusicade était le port de transit de l'Italie avec Cirta, Lambèse et Timgad et autres grands centres de la Numidie, c'était aussi une ville de plaisance où les officiers et les fonctionnaires de cette province dite Numidie Constantinienne venaient se reposer de leurs fatigues et respirer l'air pur de la mer. »

Dans une ville de cette importance les temples étaient

nombreux, sur le Bou-Yala on a retrouvé les vestiges d'un temple à Bellone, sur le plateau du Skikda à l'endroit même où s'élève aujourd'hui l'hôpital militaire, on a découvert un temple à Jupiter Apennin.

IOVI o.M . APENNINO

En 1886 on mit à jour un temple chrétien édifié par l'évêque Mavigius (1).

Jusqu'alors on n'a pas trouvé de temple d'Esculape, et cela est vraiment étonnant.

Il y a quelques années, près du théâtre moderne, on découvrit des colonnes, des chapiteaux, et les vestiges d'un escalier de marbre. Au milieu des ruines on trouva une main énorme et une tête colossale de 0 m. 63 de hauteur, que nous avons pu admirer au musée.

M. Gsell a pensé que c'était Vénus et que ces ruines étaient celles de son temple, car Vénus était la patronne de Rusicade :

« Colonia Veneria Rusicade »

Evidemment, quoiqu'on ne soit pas certain de l'identification de cet édifice, nous ne devons pas songer à Esculape.

Toutes les découvertes relatives au dieu de la médecine ont été faites non loin du port, lors de la construction de l'hôtel des Postes en 1891.

Le musée fort curieux de Philippeville renferme des renseignements bien précieux pour nous, nous avons longuement flané devant les vitrines et nous sommes parti convaincu qu'un jour on découvrira le temple d'Esculape, car nous sommes persuadé qu'il y en a eu un.

Au mois de juin 1891 on a découvert le piédestal

(1) C'est dans ce temple qu'eurent lieu, selon M Bertrand, les célèbres discussions religieuses entre Faustinus le catholique et le donatiste Junion.

d'une statue en marbre ayant 1 m. 50 de haut et portant ces mots :

HYGIAE AVG. SACRVM (1)

Sur ce piédestal qui n'est pas le sien se trouve une statue de la déesse Hygie.

La déesse est assise. Dans un pli de son manteau sont placés des fruits vers lesquels rampe un serpent qui par derrière entoure le bas du corps.

Remarquons en passant que ce genre est assez rare.

Selon M. Bertrand, la main droite devait saisir le cou de l'animal, la main gauche retenait les fruits.

Cette statue mesure 1 mètre 25 de haut. C'est la seule pièce intacte qui soit au musée.

M. Gsell a pensé que la déesse devait orner une salle de bain. Nous avons vu, en effet, combien il était fréquent à l'époque romaine d'orner les thermes avec les statues d'Esculape et d'Hygie. Mais pourquoi ne pas songer aussi à la possibilité d'un sanctuaire dans une ville comme Rusicade où il y en avait tant d'autres ?

Dans une vitrine on remarque plusieurs fragments de la statue qui surmontait la base dont nous parlions plus haut. Ce sont : une jolie main gauche tenant un fruit, et une tête dont la coiffure rappelle la Vénus de Médicis. Ils sont d'une facture élégante et correcte, qu'on peut, selon M. Bertrand, assigner à l'époque des Antonins.

Non loin de là, dans une autre vitrine, se trouvent des débris de statue : un bras de femme entouré d'un serpent de grandeur nature, et plusieurs autres fragments trouvés en juin 1891, toujours lors des fouilles de l'hôtel des postes.

(1) Numéro 180 du catalogue de M. Louis Bertrand.

En résumé, les documents sur le culte du Dieu de la médecine dans l'antique Rusicade sont assez rares, cependant il y en a, l'avenir nous en apportera d'autres. Nous ne croyons pas trop nous tromper en assurant que des fouilles faites dans les parages de l'hôtel des Postes amènerait de nouvelles statues d'Hygie ou d'Esculape... et peut-être même... un temple.

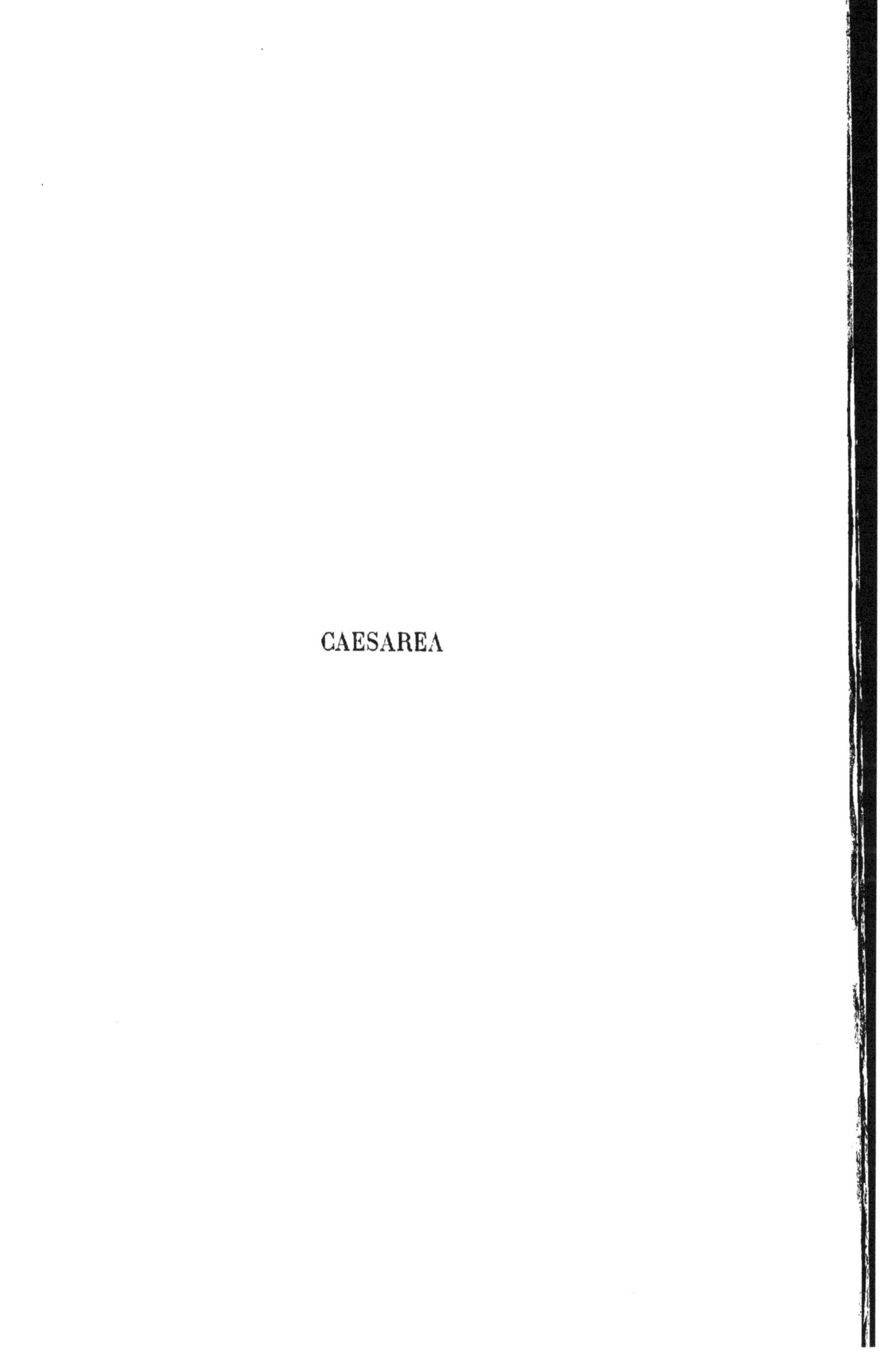

CAESAREA

Caesarea

A l'ouest d'Alger, par delà l'immense Chenoua qui s'élève à 900 mètres d'altitude, Cherchell s'étale coquettement dans un site d'une fertilité extrême et d'un climat très salubre. Jadis les hauteurs voisines étaient très riches en forêts superbes, et le marbre s'y trouvait en abondance. Il n'est donc pas étonnant que les Phéniciens aient songé à y fonder une ville de commerce et de ravitaillement comme toutes celles dont ils jalonnèrent la côte africaine.

Leur petite colonie d'alors portait le nom d'Iol, et semble dater du IVe siècle avant notre ère.

Après la chute de Carthage, les Maures en firent une capitale, puis elle retomba dans l'oubli, sembla ignorée du monde entier jusqu'à l'époque d'Auguste où Juba II en fit une grande ville.

Il serait intéressant, mais trop long malheureusement, de raconter toute l'histoire de ce règne. Juba était un érudit remarquable ; historien, « le meilleur des historiens couronnés » au dire de Plutarque, géographe, naturaliste, poète même, il voulut faire de sa capitale une ville gréco-romaine.

Nous ne nous étonnerons donc pas de le voir s'entourer d'artistes et de savants parmi lesquels, en passant, nous citerons le célèbre médecin grec Euphorbe, dont le frère, l'hydrothérapeute, fut le médecin d'Auguste.

Aujourd'hui, Cherchell n'est plus qu'une toute petite

bourgade, les ruines sont éparses dans la plaine, et le sol renferme encore bien des mystères.

M. de l'Hôtellerie fut un des premiers à s'occuper des fouilles; avec des ressources modestes et une foi extraordinaire dans l'avenir, il entreprit simplement, sans bruit, ses savantes recherches.

Il eut à lutter contre la jalousie de Berbrugger, qui ne le cite même pas dans ses ouvrages.

En 1858, Beulé fit un appel au prince Napoléon et signala les importants travaux de M. de l'Hôtellerie. Le prince se contenta d'envoyer une circulaire pour garantir le petit musée contre les spoliations, et ce fut tout (31 décembre 1858).

Las, découragé, n'ayant plus de ressources, M. de l'Hôtellerie abandonna son poste le 1er janvier 1869.

En 1886 seulement, avec un beau zèle et une grande compétence, M. Waille reprit les travaux qu'il dirige encore.

Caesarea, nous l'avons vu, était une ville immense, aux temples de marbre et aux statues sans nombre.

Tous les peuples s'y rencontraient chaque jour, depuis les Berbères à demi-nus jusqu'aux matelots de la Gaule ou de l'Egypte.

« C'était, a dit M. Cat (1), un monde bigarré, portant toutes sortes de costumes, parlant toutes les langues, et s'agitant par les rues bordées de palais, ou sur le forum décoré de statues. »

Naturellement, comme la déesse céleste et comme Isis, Esculape y avait son temple.

On ne l'a pas retrouvé, mais les statues et les ex-votos nous montrent bien qu'il y en avait un.

On retrouva une série d'inscriptions votives dédiées au Dies bonus (2) et au Dieu salutifère Esculape (3).

(1) Cat, Essai sur la province romaine de Mauritanie Césarienne, 1891.
(2) et (3) Musée d'Alger. Doublet.

Les quelques statuettes ou fragments de statues trouvés à Cherchell sont au musée d'Alger, c'est d'abord un trépied autour duquel s'enroule le serpent sacré.

C'est aussi le côté droit d'un bas-relief représentant Esculape.

Une tête de o m. 3o de hauteur en pierre grisâtre de belle venue portant des traces de barbouillages modernes serait, au dire de M. Doublet, le buste du dieu de la médecine.

La découverte la plus importante pour nous est une inscription assez longue mais, malheureusement, fort abîmée.

Dans l'ancien hôpital, rue de Miliana, on trouva deux énormes pierres ayant chacune 1 m. 5o et o m. 43 — portant ces mots :

VLAPI QUAM MARC. F. LABE...
OA-SPLENDISSIMO ORDINE CAES. PRO.
CVM ARMORIB STATVIS ET OMNI ORNIVO

×

MARCIANVS FRATRES...
CVM COCVMNIS. INSTIVERVNT.
VSTI FECER. D.D. EATI. P—PERICRNO. PRO. IV

D'après Renier la reconstitution serait celle-ci :

aedem Æsculapii quam marc ella
Be....o splendissimo ordine
Cæsariensium pro.... cum
marmoribus statuis et omni
ornatu

×

Marcianus fratres... cum columnis
instituerunt.... usti fecerunt
dedicante publio ælio peregrino
procinatore

Comme on le voit, malgré toute la science de Renier pour reconstituer cette inscription, la lecture est encore bien obscure (1).

En terminant cette rapide étude sur l'antique Caesarea, nous ne pouvons résister au plaisir de signaler la très jolie stèle funéraire du médecin Fadianus Bubbal.

Elle fut trouvée sur la rive droite de l'oued El Kantara.

C'est une stèle à fronton triangulaire. Le médecin est debout, vu de face, vêtu d'une tunique et d'un manteau ; de sa main gauche il tient un livre et de sa main droite un couteau à lame triangulaire. L'inscription porte ces mots :

FADIANVS BVBBAL MEDICVS
VIXIT AN (nis) LXII
HIC SITVS EST

Selon M. Paul Gauckler (2), ce nom trahit une origine berbère.

Cela semblerait donc prouver qu'Euphorbe, Terentius Asthenes et autres médecins grecs de la cour avaient formé des élèves dans la population indigène de Caesarea.

(1) Voir Renier : ouvrage cité, 9359, 9360, 9361 et 3887.
(2) Paul Gauckler : musée de Cherchel.

CALAMA

VILLES MORTES INEXPLORÉES

Calama

Guelma, qui est construite sur les ruines de l'antique Calama, est fort riche en antiquités.

Malheureusement, beaucoup s'en sont allées au hasard des événements : à Bône, à Constantine, à Alger, au Louvre même où Delamare transporta des pièces archéologiques d'un grand intérêt.

M. Joly créa avec ce qui restait un musée fort curieux, dont M. de Pachtère, l'éminent membre de l'Ecole française de Rome, vient de publier la description.

On compte à Guelma trois statues d'Esculape et une d'Hygie.

L'une d'elles est d'un très mauvais style, toute rapiécée, elle a été trouvée, comme presque toujours, dans les thermes, à Mdaourouch.

Une autre plus intéressante mesure 1 m. 32, elle est en marbre blanc, la tête et le bras droit manquent. C'est un homme vigoureux au torse nu, dont un simple manteau couvre l'épaule gauche. La main gauche tient le bâton autour duquel s'enroulait le serpent.

La troisième statue du Dieu de la médecine est une tête plus petite que nature, mesurant 0 m. 24 de hauteur. La barbe est bouclée, très fournie, la moustache tombe un peu, et les yeux sont très doux.

Le statue d'Hygie est de forme classique, elle mesure 1 m. 60. Malheureusement, la tête et l'avant-bras gauche manquent. Elle est vêtue d'une grande robe serrée sous les seins par un cordon. Le bras droit est entouré du serpent traditionnel qui s'avance vers la coupe que tenait sans doute la main gauche.

Nous avons déjà vu qu'on en trouve de semblables au palais des Doges de Venise, mais le type de ce genre est la statue d'Ostie, qui est au musée de Cassel.

***

Villes mortes inexplorées

Outre les grands centres qui ont été explorés et fouillés, il y a des quantités de petits coins qui possèdent des documents précieux, malheureusement méconnus et laissés à l'abandon. Car on peut certifier que partout où il y avait de l'eau, depuis le littoral jusqu'à l'extrême-sud, les Romains ont passé, et ont vécu; partout, ils ont laissé des traces de leur grandiose génie et de leur activité incomparable.

Depuis trente ans on a beaucoup travaillé pour arracher au passé ses secrets mystérieux, il reste encore beaucoup à faire.

On est étonné de rencontrer à chaque pas des vestiges de villes immenses qui dorment sur les hauts plateaux balayés par le vent, ou sous le chaud soleil du désert.

Mais, ce qui est curieux pour nous, c'est que nulle part on n'a oublié le dieu de la médecine : à Djebel Kovra comme à Ghelma, à Hammam-Ellif comme à Birmagra, les Romains ont élevé à Esculape des statues et des temples.

C'est ainsi que, non loin de Tebursuk, au pied du Djebel Korra, Tissot découvrit cette inscription :

SAC DEI AESCVLA pii (1)

à Ghelma, l'antique Kalame :

AESCVL (apio)
POSVIT ET
(d) EDICAVIT

(1) *Corpus Inscriptionum latinarum 10618.*

à Elgara en pleine Maurétanie Sétifienne, Willmanns trouva un autre document de lecture assez obscure, mais qu'il croit cependant pouvoir rapporter au culte d'Esculape et d'Hygie :

FORTVNE
... IEGIE ET
... CVLAPSI
(n) VMINBVS
.. PRONIVS
... VS LEG
aug. PR. PR.
V. V. S (1)

A Tébessa, qui était à l'époque romaine un camp fort important, on pourrait penser se trouver en face de documents intéressants pour nous. Malheureusement, il n'en est rien.

Seule, dans le petit musée, une inscription très incomplète semble se rapporter au culte d'Esculape.

Mommsen en a fait une reconstitution partielle, que nous livrons à la perspicacité du lecteur.

Les lettres qui restent sont assez conservées et mesurent de 6 centimètres à 3 centimètres de hauteur.

T. FL. T. F (2)
CAELE stinus
MVN QVI neque dierum cum
OCCISIONI bus ferarum item
OB INSIGNI erga cines
ET PATRIAM amorem statuas
DEAE CELE stis
DEAE VIRTV tis......... ex
I.N CVR a....... uxo
RIS EIVSO mni cultu or
NATA

(1) *Corpus Inscriptionum latinarum 8752.*
(2) *Corpus Inscriptionum latinarum Africae 1887.*

PRAETEREA signum aereum (?)
DEI AESCVLA pi..... ex iis
QVINQVAGI nta mil. n.
POSVIT et ded.

En 1862, Victor Guérin, chargé par le duc de Luynes d'une mission en Tunisie, découvrit dans un henchir appelé Bir magra les restes d'une ville immense de cinq kilomètres de circonférence — et qu'il pensa être Thibica, quoique le nom de cette ville ne soit cité dans aucun auteur ancien.

« En continuant à examiner les blocs qui jonchent le sol, dit-il, j'en remarque un, entre autres, dans la partie septentrionale de l'henchir, qui est presque entièrement enfoui, mais dont le haut encore visible laissait apercevoir trois ou quatre lettres. L'ayant fait déterrer, j'y reconnais un autel antique dédié à Esculape, comme le prouve l'inscription dont l'une des faces est revêtue (1).

AESCVLAPIO AVG. SACR.
PRO SALVTE IMP. CAES. T. AELI. HADRIANI
ANTONINI. AVG. PII. LIBERORVMQVE EIVS
CIVITAS THIBICAENSIS P P FECIT
INSTANTE O PERI FELICE VICTORIA
FILIO SVFETE (2)

Il est vraiment regrettable que depuis le passage de Guérin cette région soit restée sans fouilles.

A Hammam Ellif, sur la porte des thermes, Wellmann signale cette inscription :

AESC VLAPIO
T. IVLIVS. PERSEVS. COND. P. A

dont la reconstitution est à peu près ceci :

(1) Voyage archéologique en Tunisie, par Victor Guérin, 1862, page 364, tome II.
(2) Estampage 520, également au *Corpus 765*.

Aesculapio T. Iulius Perseus cond(uctor) quattuor p(ublicorum) A(fricae) (1).

Nous signalerons pour finir l'importante inscription retrouvée par fragments à de longues années d'intervalle près d'Aïn-Tunga.

Nous les citerons d'après leur date.

I. — .... S DVAS
MA...... I.... N OCTO ET S
MEMMIO FELICE SADIANO
VNT IDEMQVE DEDICAV....
.... MIO RVFO FR

II. — PATAE ET CIVIVM SVORVM
ATVIS MARMOREIS N SEXS ET
ET QMEMMIO RVFO FORTV
RVNT AD QVORVM REMVN
ATRI CORVM ET CAECILIAE

III. — ONATVS DEC
DVABVS ET COL
PATRIAE SVAE CV
O. BVS AESCVLAPI P
.... SIS STATVA

IV. — VM CVM
AREAE QVAE F..... AR.... VM
A DLECTIS DECVRIONIBVS C. C. I. I.
REPVBLICA SVA CIVITATIS THIGNI.
TRES IN FORO POSVIT

V. CTI . ARC.
AT VR
BLICO
M. RE
EQVES

La reconstitution fort difficile de ce document a été

(1) *Corpus Inscriptionum latinarum 997.*

ainsi faite par Wellmann; nous la copions textuellement (1) :

Donatus decuriones ob statuas duas in patriae et civium suorum honorem promissas adlecti,arcurucum... duabus et colummis marmoreis numero octo et statuis marmoreis numero sexs et....... et stratura areae quae f.... ar..... um patriae suaecum sex Memmio Felice Sabiniano et Q. Memmio Rufo Fortunatiano sacerdote publico, adlectis decurionibus colonorum colonia Italia Juliae Kartaginis sacerdotibus Aesculapi posuerunt idemque dedicaverunt. Adquorum munificientiam Rufo patri eorum et Caeciliae..... matri eorum et ipsis equistres in loco posuit.

(1) *Voir le Corpus Inscriptionum latinarum et les additamenta.*

LE SARCOPHAGE DE DELLYS

Le sarcophage de Dellys

Nous ne voudrions pas terminer cette étude sans dire un mot du fameux sarcophage, trouvé à Dellys, qui révolutionna le monde savant.

Le 31 décembre 1857, M. Randon et le général Thomas découvrirent un sarcophage de 2 mètres 15 de long sur 0 mètre 52 de haut.

La décoration de la face antérieure induisit en erreur Berbrugger, dont les commentaires fantaisistes furent même encore écoutés après sa mort.

Dans les sept compartiments qui représentent des scènes de la vie de Jésus, il avait vu la vie d'un médecin.

Daniel et le serpent des Babyloniens représentaient à ses yeux « un médecin donnant à son premier client sa première ordonnance, et faisant une offrande au serpent d'Esculape ».

Le second compartiment, figurant les noces de Cana, était pour lui l'image « d'un médecin remuant un remède avec un rameau de palmier dépouillé de ses feuilles ».

La scène de l'hémorroïsse représentait « un médecin explorant l'occiput d'un malade ».

Le compartiment du centre renferme le Christ assis, Berbrugger y avait vu un « médecin professant ».

La multiplication des pains c'était la reproduction « d'un médecin préparant une mixture avec une grande spatule ».

La guérison de l'aveugle n'était pas autre chose « que

l'examen de l'artère temporale d'un jeune malade. »

Enfin, et cette dernière interprétation n'est pas des moins drôles, la prédiction du triple reniement de saint Pierre représentait « un médecin remettant un remède à un malade qui promet s'il est guéri de sacrifier un coq à Esculape (1) ».

Evidemment, nous venons de faire une légère diversion à notre travail, mais le cas est si drôle que nous n'avons pu résister au plaisir de le citer.

En Algérie d'ailleurs, selon le mot plein de finesse de M. Héron de Villefosse, « on s'obstine à conserver au domaine d'Esculape le tombeau de ce médecin malgré lui ».

Conclusion

Après avoir assisté aux premiers pas des Romains dans la province proconsulaire, nous les avons suivis à travers les Hauts Plateaux et le désert.

Nous les avons vus établir leurs camps immenses dans les plaines arides qu'ils irriguaient à grand'peine, et, peu à peu, nous avons admiré le spectacle extraordinaire de villes immenses surgissant du sol, et dressant sous le beau soleil africain leurs palais de marbre.

Partout, à Carthage comme à Lambèse, à Timgad comme à Cherchell ou à Philippeville, nous avons retrouvé les traces indiscutables d'un culte à Esculape.

Evidemment, à l'heure actuelle, les documents sont encore rares. Si quelques villes comme Timgad semblent avoir dit leur dernier mot à ce sujet, combien d'autres, et, non des moindres, gardent encore jalousement leur secret !

Lors d'un récent voyage sur les bords de la Soummam il nous a été donné de nous promener dans les ruines éparses de l'ancienne Tubusuctu, qui était à l'époque romaine une ville fort importante.

(1) Musée d'Alger. Doublet, pages 45 et 46.

Ces ruines dorment au soleil, dans le calme absolu, loin du bruit des villes et des caravanes. Elles n'ont jamais été fouillées.

Ici, comme ailleurs, nous sommes certain que des recherches savantes amèneraient des documents précieux.

Les villes mortes de l'Afrique du nord sont nombreuses. Il suffit de les protéger momentanément contre les actes stupides des vandales, en attendant qu'on puisse les explorer sérieusement, méthodiquement, et non pas d'une façon légère et superficielle, comme on l'a fait aux premiers temps de notre occupation.

Nul doute alors que nos musées se rempliront de statues intéressantes et que l'histoire s'enrichira de documents nouveaux.

L'histoire de la médecine, elle-même, y gagnera, et le culte d'Esculape, qui était très en faveur dans l'Afrique Romaine, sera beaucoup plus précis et plus intéressant encore.

Pour notre part, nous suivrons toujours pas à pas les travaux de nos archéologues... en les admirant, et en les enviant.

Ouvrages à consulter.

Antichan. — La Tunisie, son passé, son avenir. Paris, 1887.

Audollent. — Carthage Romaine. Paris, 1901.

Berbrugger. — Revue africaine, tome I.

Bertrand (Louis). — Rusicade. Bône, 1904.

Beulé. — Fouilles.

Babelon E. — Carthage. Paris, 1896.

Cat. — Essai sur la province romaine de Maurétanie césarienne. Paris, 1891.

Cagnat. — Les fouilles de Timgad. Paris, 1891.

Id. — L'armée romaine d'Afrique. Paris, 1892.

Courtois-Suffit (Dr) — Les temples d'Esculape. Paris, 1891.

R. P. Delattre. — La colline Saint-Louis à Carthage. Tunis, 1906.

Id. — Les grandes statues du musée Saint-Louis. Paris, 1898.

Id. — Un pèlerinage aux ruines de Carthage et au musée Lavigerie. Lyon, 1906.

Doublet. — Le musée d'Alger. Paris, 1890

— Le musée de Constantine. Paris, 1892.

Gauckler. — Le musée de Cherchel. Paris, 1891.

Grellois. — Études archéologiques sur Ghelma.

Guérin V. — Voyage archéologique dans la régence de Tunis. Paris, 1862.

Gsell. — L'Algérie dans l'antiquité. Alger, 1903.

— Guide archéologique des environs d'Alger. Alger, 1896.

Id. — Les monuments antiques de l'Algérie. Paris, 1901.

Guyon. — Études sur les eaux thermales de la Tunisie. Paris, 1864.

H. de Villefosse. — Archives des missions scientifiques, série III, tome II. Paris, 1875.

La Blanchère. — De rege Juba, regis Jubae filio. Paris, 1883.

Leclerc. — Revue archéologique. Paris, 1850-1851.

Rénier. — Recueil des inscriptions de l'Algérie. Paris, 1855.

— Archives des missions, 4e cahier, 1851.

Ravoisié. — Description scientifique de l'Algérie.

Reinach Salomon. — Le chien dans le culte d'Esculape, Paris, 1881.

Waille. — Sixième note sur les fouilles de Cherchel. Exploration des thermes. Paris, 1890.

Id. — Antiquités de Cherchel. Paris, 1892.

Wellmann. — Corpus inscriptionum latinarum Africae. Berlin, 1881.

NOTES

SUR QUELQUES STATUES D'ESCULAPE QUI SONT AU PALAIS DES DOGES DE VENISE

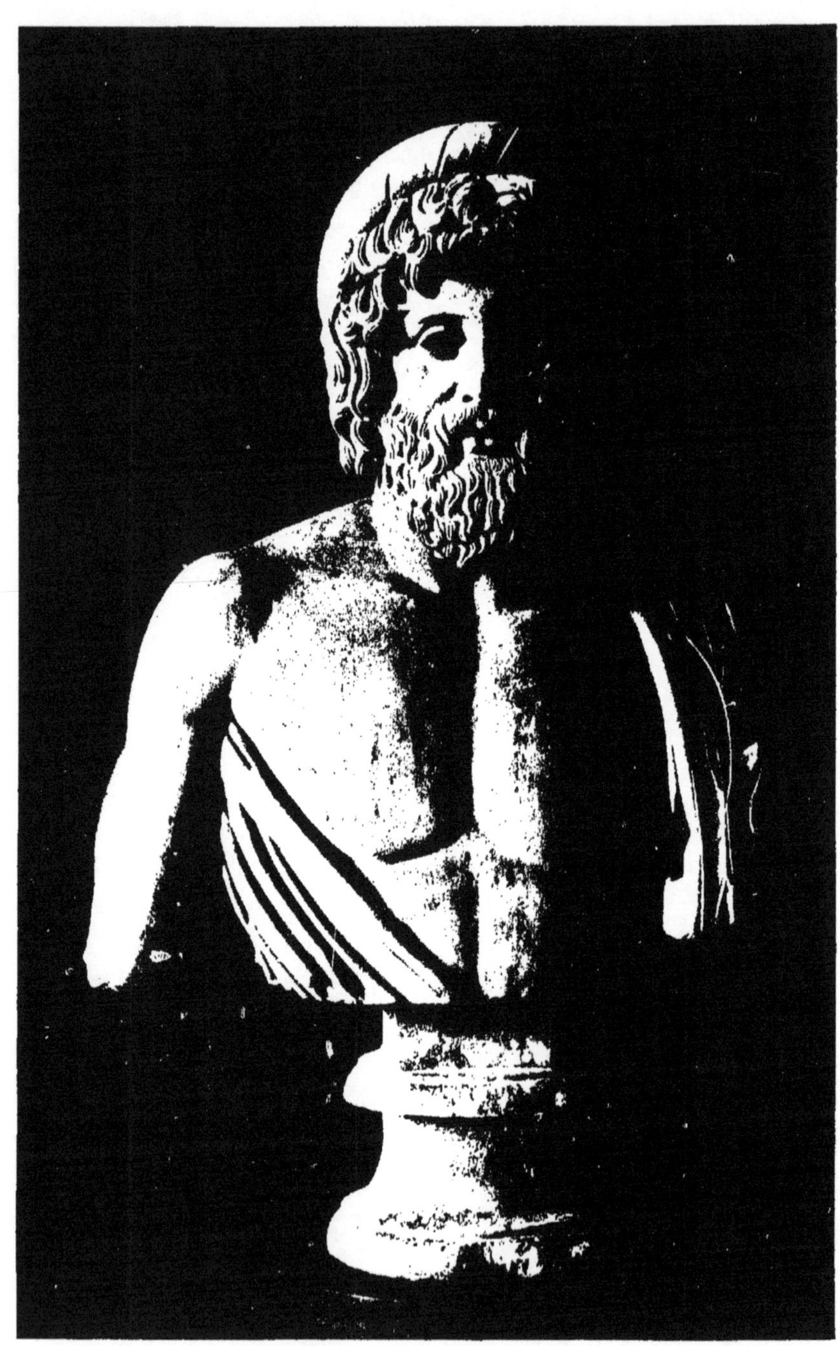

Buste d'Esculape

(Musée archéologique de Venise)

Notes sur quelques statues d'Esculape et d'Hygie qui sont au palais des Doges de Venise.

Lors de mon dernier séjour à Venise, j'ai trouvé en flânant dans le palais des doges quelques statues d'Esculape et d'Hygie qu'il m'a paru intéressant de vous signaler (1).

Dans les sous-sols de cet admirable palais, au même niveau que les prisons, se trouve un petit musée archéologique fort intéressant. Dans une des salles, les statues du dieu de la médecine et de la déesse de la santé sont rangées au hasard des fouilles et des acquisitions. Elles sont toutes très bien conservées, et quelques-unes d'entre elles sont d'une facture assez rare.

C'est d'abord un buste d'Esculape énorme de l'époque romaine et provenant de la collection Grimani. A cette même collection appartient une statue entière du dieu. Elle est en marbre et mesure environ 1 mètre de hauteur, comme presque toujours les cheveux et la barbe sont bouclés, la figure est grave comme il convient. Seuls, les bras manquent. Il faut constater également que le dieu n'a pas ses attributs ordinaires : ni le serpent, ni le chien.

Qu'il nous soit permis ici d'ouvrir une parenthèse pour dire combien sont rares les animaux sacrés dans le culte romain. D'ailleurs peu à peu dans la religion

(1) Article présenté à la *Société Française d'Histoire de la Médecine*, le 10 novembre 1909.

d'Esculape le chien céda la place au serpent. Est-ce uniquement, comme le veut M. Salomon-Reinach, parce que les anciens ont toujours considéré cet animal comme une bête lubrique et impure ? N'est-ce pas plutôt parce que les Romains oublièrent bien vite la délicieuse légende grecque qui veut que ce soit un chien de berger qui veilla sur la frêle existence du jeune dieu abandonné ?

Une pièce assez curieuse et d'une belle venue est un Esculape entier dont le bras gauche est cassé. Il mesure 1 mètre 50. Sa main droite est appuyée sur la hanche. A gauche sur un tronc d'arbre le serpent est enroulé — c'est d'ailleurs là une pose familière et qu'on retrouve assez fréquemment.

Un bas-relief bien conservé, qui n'est pourtant pas catalogué comme étant Esculape, et qui, certainement, doit lui être attribué, est celui-ci :

L'inscription porte ces mots :

DEFVNTO
RILIEVO SEPOLCRALE
IV av. J. C.
pov. GRIMANI

Le personnage est couché, sa main gauche se perd nonchalamment dans le marbre du bas-relief ; sa main droite tient un vase auquel vient boire un serpent. L'animal sacré pourrait à lui seul faire reconnaître le Dieu : le geste est fréquent, pour ma part je me rappelle en avoir vu de semblables à Epidaure et à Athènes.

Et puis aussi, les cheveux bouclés, la barbe imposante ne laissent aucun doute sur son identification.

Je m'étonne qu'il ne soit pas classé sous son nom véritable.

Une autre statue, énorme, mesurant au moins 2 mètres de haut, n'appartient pas à Esculape, mais ce-

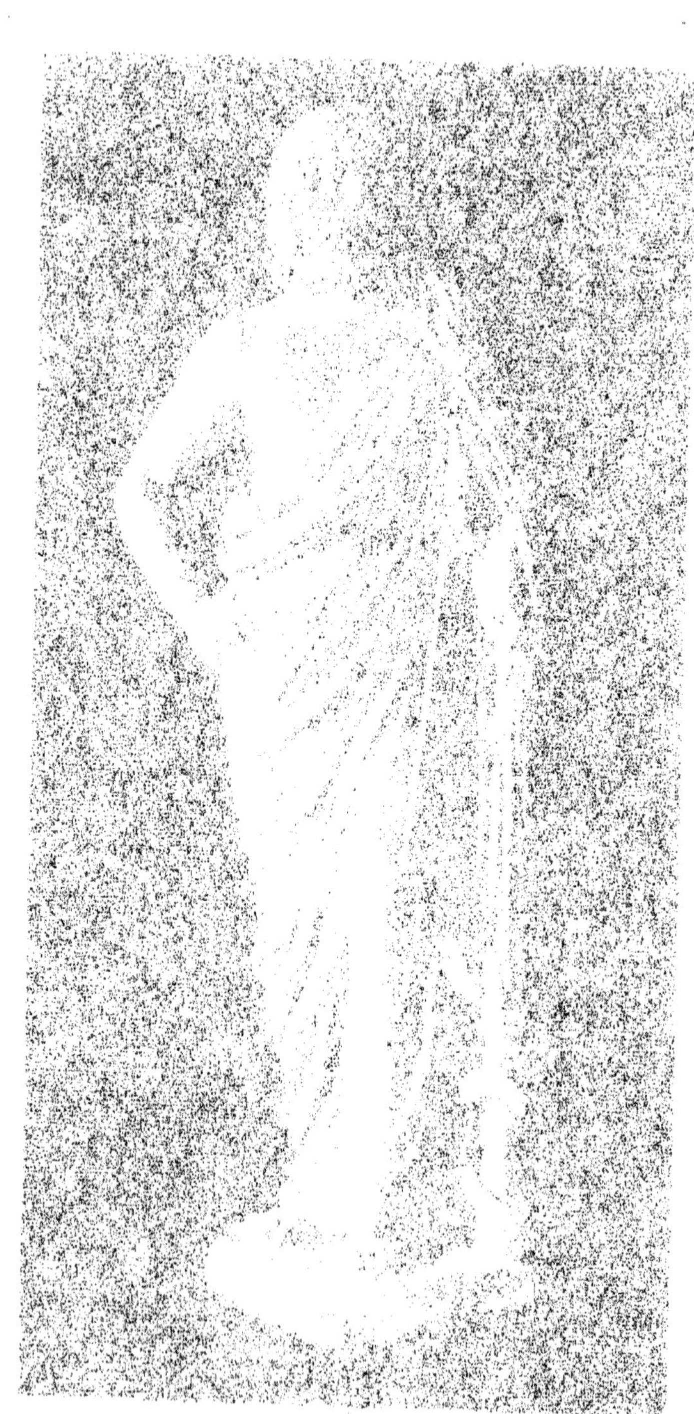

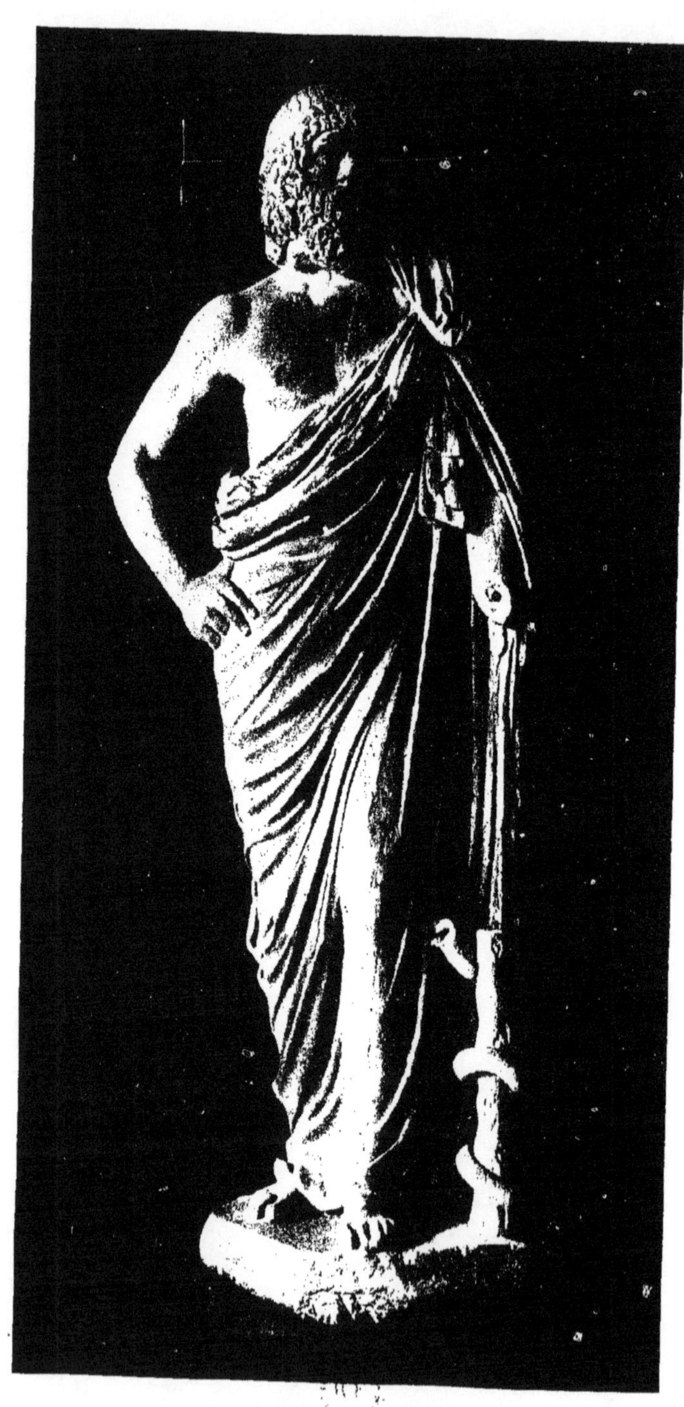

Statue d'Esculape

(Musée archéologique de Venise)

pendant à la médecine ; nous avons cru devoir la mentionner dans ces notes (1).

C'est une divinité thermale de l'époque d'Adrien ; c'est un homme dont la main gauche est cassée — le bras est relevé — le bras droit est appuyé sur une amphore qui repose sur une stèle où sont gravés ces mots :

SIGNVM ANTIQVIS OPERIS
NVPER AD THERMAS PATAVINORVM
REPERTVM
V. N. GALEATIVS DONDIROLOGIVS
SENATOR
PVBLICO LIBENS ORNAMENTO
DONVM DEDIT

Les statues d'Hygie qui se trouvent à Venise ne sont pas très nombreuses ni très intéressantes, une d'elles cependant mérite d'être signalée. C'est une statue de marbre assez bien conservée et d'un type spécial. La déesse est debout, mais le serpent, au lieu d'être à ses pieds ou de boire dans une patère que la déesse lui tend, comme cela se voit le plus souvent, est enlacé autour du corps deux ou trois fois. On en trouve de semblables à Florence, au Vatican et au musée de Berlin.

En résumé, Venise renferme pour nous des documents bien intéressants, et très peu connus. Je ne m'attendais certes pas, en visitant le palais des Doges, à y trouver des statues d'Esculape et d'Hygie. Mais puisque le hasard de la flânerie, à l'heure où la piazetta était étincelante de lumière, m'y a conduit une nouvelle fois et m'a montré ce que je n'avais pas encore vu, j'ai tenu à vous en faire part et à vous communiquer ces quelques notes.

(1) Une lettre toute récente de M. C. Ruga, l'éminent conservateur du musée, m'apprend que cette statue a été trouvée dans les bains d'Abano, près Padoue.

Poitiers. — Imp. BLAIS et ROY, 7, rue Victor-Hugo, 7.

RED. :

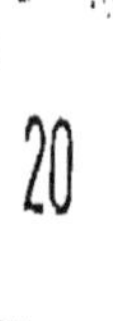

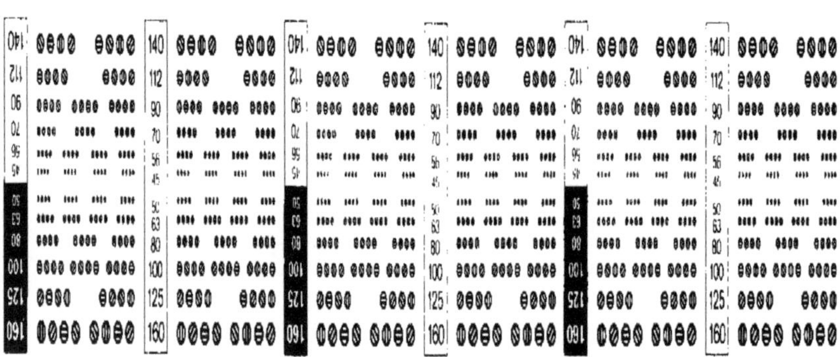

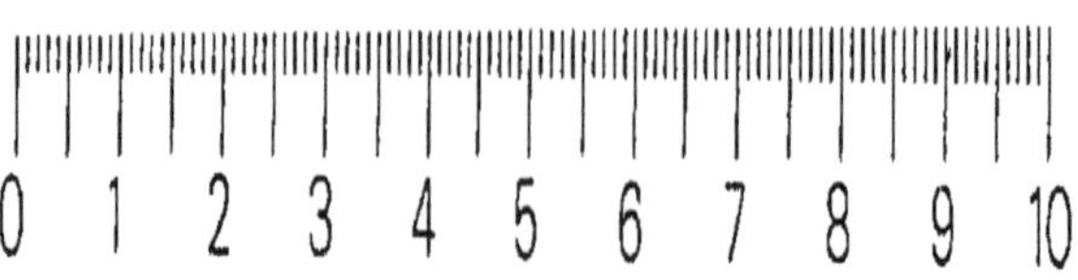

www.ingramcontent.com/pod-product-compliance
Ingram Content Group UK Ltd.
Pitfield, Milton Keynes, MK11 3LW, UK
UKHW021554260726
13993UKWH00002B/832

9 782329 328508